食の改善で
不妊を克服した
人たち

玄米 発酵食品で 赤ちゃんができた

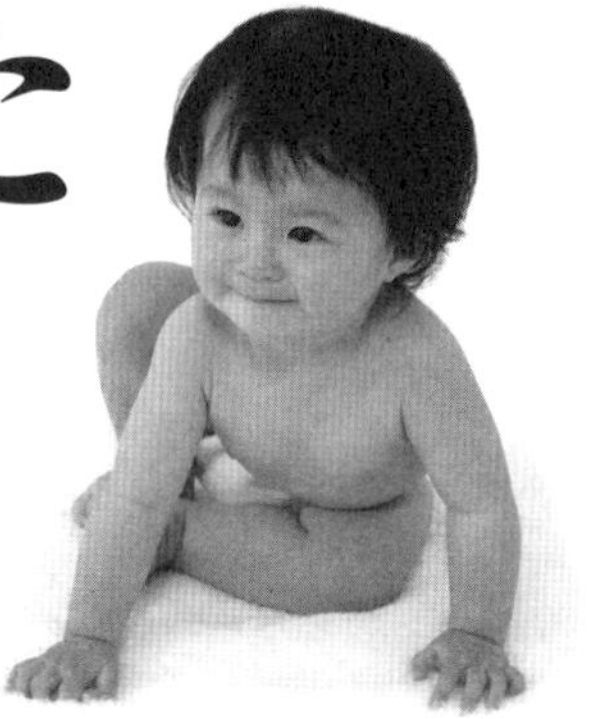

伊藤弘毅

地《ぢ》湧《ゆう》社

はじめに

新しい命の誕生。それはなんと神秘的で感動的なことだろう。

たった一つだけ選ばれた卵子に三億の精子が立ち向かい、父の精子のＤＮＡを決める生き残りをかけたレースが繰り広げられる。そして、卵子に一番先にたどり着いた、たった一つの精子がカルシウムイオンに輝き、命が生ずる。

人は数百億分の一の確率でこの世に誕生するのだ。

この尊い命を生み出す女性に、赤ちゃんを産みたくても産めない人が増えている。

女性にとって妊娠と出産は大切な試練である。であればこそ、次代の命を紡ぐ幸せをこの手でつかみたいと願う女性にとって、子宝が授からないという現実は心に重くのしかかる。

だが、女性は神様に次の世代をつくる力を与えられている。ならば、本来だれでも赤ちゃんを産めるのではないのか？　そんな思いで取材を始めてみたら、驚くべき事実に突き当たった。

「不妊症」とお医者さんから診断され、一度は失意と絶望の淵に追いやられた女性たちが、次々と妊娠、出産し、一転して幸せを手にしているという事実だ。

多くの方の協力を得て、二十数人の人たちにお会いし、赤ちゃんを授からない悩みと苦しみ、それを乗り越え、我が子を抱いた喜びの体験を語っていただいた。

すべての方に共通していたのは、医療の技術や検査、治療に頼るだけにとどまらず、自らの意志で努力することによって、自分の健全な体を取り戻し、赤ちゃんの誕生を迎えたという点だ。

その意志的な努力の中身は、人間本来の適応食であり、古来から日本人の命と健康をつくってきた主食＝玄米を中心とした食生活への思い切った改善である。

現代人に不足するビタミン類やミネラル、繊維を豊富に含み、「食質」に優れた玄米（補助食品の玄米発酵食品を含む）が、低下していた身体機能を回復させ、妊娠、出産に導いたのである。

妊娠、出産はプライバシーに関わる。まして不妊は微妙な問題。それにもかかわらず、この本には体験をお話し下さった、勇気ある人々の個々の物語がつづられている。登場する人たちと著者の願いは、ただ一つ。子どもがほしくてたまらないと思っている人はもちろん、その周囲の方々にも是非とも読んでいただきたい。

この本の中には、自分や周りにいる方とよく似た人も見つかるだろう。

産みたいのに産めないケースは、実にさまざまである。だから一般的な治療では、不妊問題は克服できない壁に行き当たりやすい。

しかし忘れてはならないのは、神様が人類の命を未来に引き継ぐ役割を人に担わせている、ということだ。食が病み、人が病んでいる現代社会にどうか目を凝らしてほしい。病を退治し、希望という名の道しるべをつかんでほしい。

食生活の間違いと欠陥を見直し、正せば、健康な体質がよみがえり、きっと赤ちゃんを授かることができるだろう。

目　次

Ⅱ 食の改善で不妊を克服した人たち

克服体験の記録 PART1

不妊症の治療費は高すぎる

克服体験の記録 PART2

玄米と「ま-ご-わ-や-さ-し-い-こ」

克服体験の記録 PART3

Ⅰ　不妊克服のカギは食生活にある

日本の「少子化」の実像

「少子化」の波が次第に大きくなってきた。合計特殊出生率（一人の女性が生涯に産む子の数の平均値）は二〇〇二年、ついに一・三二となった。出生数は百十五万四千人弱。明治時代や戦後第一世代（一九五〇年代）は四、五人きょうだいが家族の平均像だったのに比べると、時代の変化を感じる。

最近は、孫を持つ世代の集まるクラス会でよくこんな会話が交わされている。

「ウチは息子と娘の三人だが、孫は一人しかいない」

「それならまだいい。私のところはゼロだ」

たいていの人がうなずき合う。子どもの数がめっきりと減っている。

このまま少子化が進むと、数十年後には子どもの笑い声を聞くことが少なくなるかもしれない。子どものいない世の中は、想像するだけで悲しく、寂し過ぎるのではないだろうか。今、少子高齢化は大きな社会問題となっている。

なぜ出生率は激減したのか。戦後まもなく産児制限ブームが幅をきかせた。しかし、日本社会が落ち着きを取り戻し、出生率は上昇したが、八〇年代に入って低下傾向に歯止めがきかなくなったのである。

「生活水準に反比例して子どもの数が減るのは先進国の姿」というヘンな論理から「今の日本は子どもを産み、育てる社会環境にない」「国の経済的支援が貧困」などと、その原因についてさまざまな論議があるが、そのどれも正しいとはいえないようだ。

出生率の低下を決定づける要因は「産みたいのに、産めない」ことにある。

それを実証するデータがある。国立社会保障・人口問題研究所の出生動向基本調査の結果、次のようなことがわかった。

・夫婦の四組に一組が不妊を心配した経験がある。
・子どものいない夫婦の二五・五%が医療機関で検査・治療を受けている。
・「不妊を心配したことがあるか?」という質問に、子どものいない夫婦の四八・二%、いる夫婦でも二三・〇%が「ある」と回答。

国の機関が不妊に関する調査を実施したのは初めてとのことだが、この調査結果は、明らかに子宝に恵まれないカップルが多く潜在していることを物語っている。

特に四組に一組が不妊を心配するという事実は、その心配、懸念に関連する自覚があったと推定される。子どもがほしいのに、その願いがかなえられない実態を浮き彫りにしている。

婚姻件数はここ数年横ばいだ。それなのに出生率が下がっているのは、本当は子どもを産みたいが、産めないケースが増えてきているからだとデータは語っている。

それを裏付けるように、一方で不妊治療を受ける人の数も年を追って増え続けている。その数は二十八万四千人（一九九九年、旧厚生省調べ）に上る。

不妊治療の技術は日進月歩で向上しているものの、そのケースはさまざま、人によって千差万別。なかなか一筋縄ではいかないのが実情だ。

十年間も治療を続けたのに子宝についに恵まれずに、赤ちゃんをこの手に抱く希望を捨てざるを得なかったという悲劇も決して少なくはない。

しかし、希望がないわけではない。足元をじっくりと見据えてみると、明るい光はさし込んでくる。現在は、結核などの疾病のあった昔に比べて、完全に妊娠不可能な「絶対不妊」は極端に減ったといえる。本人（男性も含む）の努力いかんによって妊娠できる可能性は高まっている。

生活習慣、特に食生活に目を凝らしてみれば、可能性のヒントが得られるのは間違いない。子どもが産めない、妊娠しない本当の理由は体の欠陥や病気ではなく、妊娠するための、あるいは妊娠に必要な本来の機能が低下していることに気づくはずだ。

妊娠機能を低下させている犯人は、食生活の誤りや欠陥であることが極めて多い。一日も早くその根本原因に気づき、正しい食生活の道を求めてほしい。新しい命を迎え入れる準備を進めてほしい。そうすれば、子宝を授かりたい人々の願いはきっとかなえられる。

街角からも、公園からも子どもたちの明るい歓声が聞こえてくるというのが、当たり前の社会の姿ではないだろうか。その声に未来を託し、人々は希望を持って明日に向かうのだから。

「食」も「人」も病んでいる

「食」と「命と健康」の切っても切れない、強く深い関わりは、今に始まったことではない。しかし現代では、「健康」はまさに国民の最大のテーマである。

会社でも、家庭でも、ファミリーレストランでも、高血圧、糖尿病、肥満などの生活習慣病やアレルギー症などの話題が取り上げられない日はない。健康食に対する関心もこの数年、高まり続けている。

それはなぜだろうか？　あえて断定的に言うなら、現代の日本は「食」が病み、「人」が病んでいるからである。

わが国は食品添加物を使うことでは世界一といわれる。食品添加物を心配したら、日本に住む私たちは食べる物がなくなってしまうほどだ。

食品には防腐、漂白、着色、発色のために化学合成食品添加物が利用される。現在、使われているのは、指定添加物が三百四十二種類（厚生労働大臣指定）もある。これに天然ものの既存添加物が四百八十九種類。私たちはそれを毎日口にしていることになる。平均すると、その量は一人一日当たり一〇g弱といわれる。

問題は指定添加物。これは化学合成されたもので、人体に悪い影響を与えない安全基準が定められ、国の指定を受けて食品に添加されている。

この食品添加物をハムやソーセージ、インスタント食品、清涼飲料水、マヨネーズ、そのほかいつも口にする食品と一緒に食べ（摂り）続け、体内に蓄積したらどうなるのか。

ガンをはじめとする生活習慣病や、多くの難病、アレルギー疾患などを引き起こすことにつながりかねない。せっかく妊娠しても早・流産を引き起こしたり、奇形児出産を招いたりするという指摘もある。

法律で安全基準が守られているから安全というのは、安易な考えだ。筆者の住む北海道内だけでも平成十三年度に、添加物の量規制が守られなかったケースなど、二十一件の食品衛生法違反事例があった。もちろん食品は回収命令を受ける。こうしたチェック機能はあっても、問題は別のところに潜んでいる。

一つ一つの食品に添加された添加物の量的規制はあっても、それが複合したり、一日に同じ食品を二度、三度食べると、添加物の摂取量はかなり多くなり、体内にも長時間残留することになる。食品添加物に総量規制の表示があるわけではない。添加物の蓄積による健康への悪影響は、一人ひとりが判断し、対応する以外に防ぎようがないのが現状だ。

自分の命や健康は自分で守る以外にないことを、ここで教えられるのだが、欧米化したファストフードは依然、好まれ、特に若者にはウケている。それらは九九%食品添加物づくしだというのに。

コンビニにもスーパーにもなぜ、自然のままの食品がもっと多く並ばないのかと不思議でならない。今、国民の多くが、食に関しては、安全、安心を求めている。かつてこのような食品添加物への心配が無用であった昭和三十四年ごろの食生活に、戻らなくてはならない。

具体的に言うなら、食パンはなく、白米または七分づき、麦入りご飯が主食、だしの素や化学調味料を一切使わない煮干の小魚によるだしの味噌汁、おかずは肉や乳製品がごくわずかで、焼き魚や煮魚、季節ものの旬の野菜が中心の献立である。一見貧しい食卓に見えて、実はビタミン、ミネラルを多く含んだ内容豊かな食生活なのだ。

玄米は「食質」のよい傑作

このところ、玄米が見直され、繰り返し脚光を浴びている。日本人の食卓にもっともなじみの深い主食「お米」。欧米食がいくらもてはやされても、決して主役の座を失わなかった米は、単に食品の王様というだけでなく、日本人の心のふるさとに近いものがある。「お米」といえば、一般的には白米をさすが、元来は玄米。水田で育った米は一粒ずつもみ殻で包まれている。このもみ殻をはずしたものが玄米だ。現在流通している米は、この玄米を精製した白米（精米）である。

玄米が栄養の宝庫といわれるのは広く知られるところだ。瑞穂《みずほ》の国、日本では、有史以来、玄米を主食としてきたが、味と見た目の良さを重視する食文化が白米を登場させた。その結果、江戸時代から脚気《かっけ》が広まり、命を落とす人も多くいたと歴史は伝えている。

確かに玄米は、宝庫といわれるほどのことはある。白米とは雲泥の差だ。米の素晴らしい栄養価の高さは玄米を抜きにして語れない。図のように比較するとそれは一目瞭然だ。

■栄養の比較

玄米 vs 白米 vs 白米＋玄米発酵食品

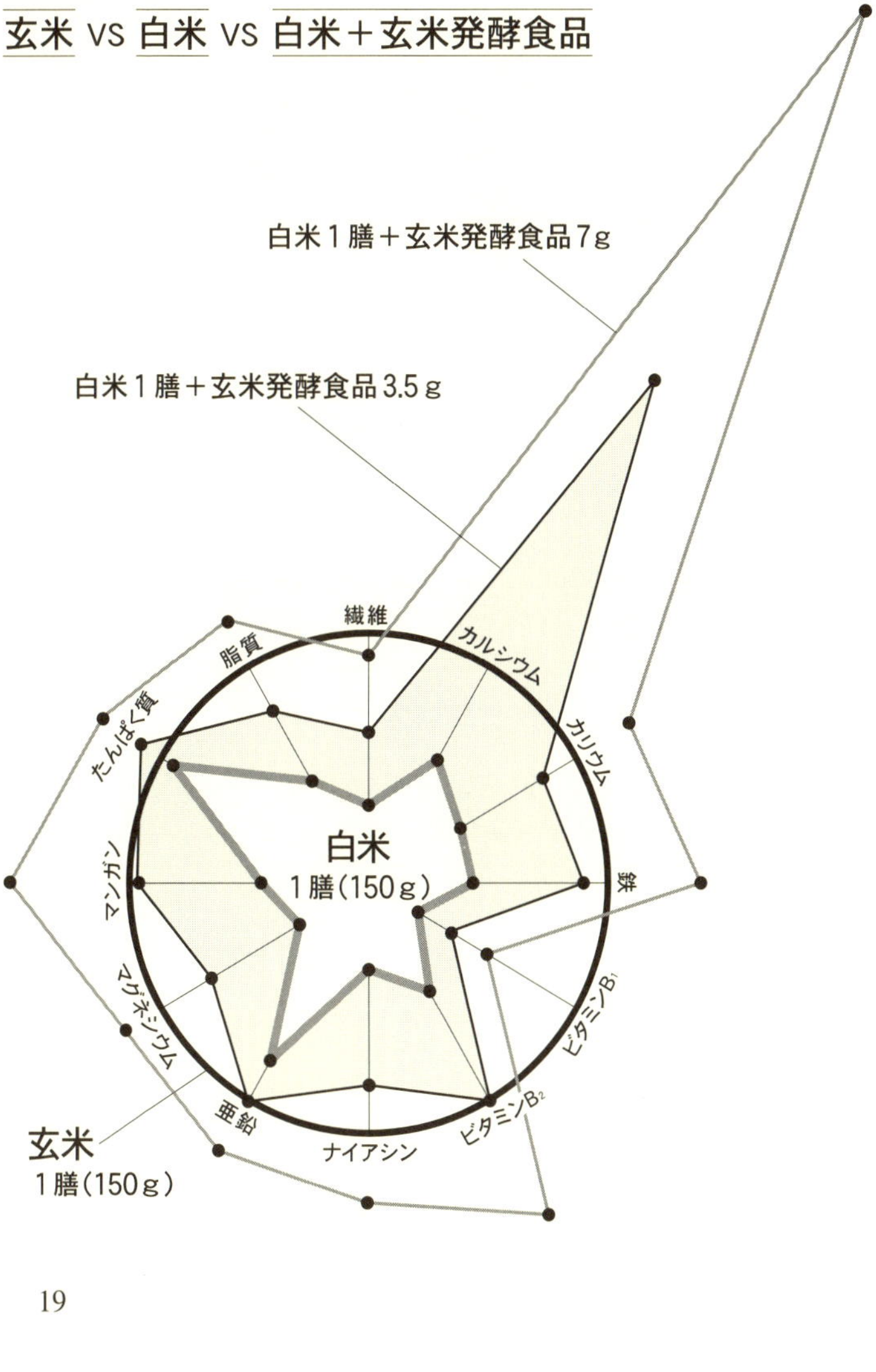

■玄米に含まれるビタミン・ミネラルの割合

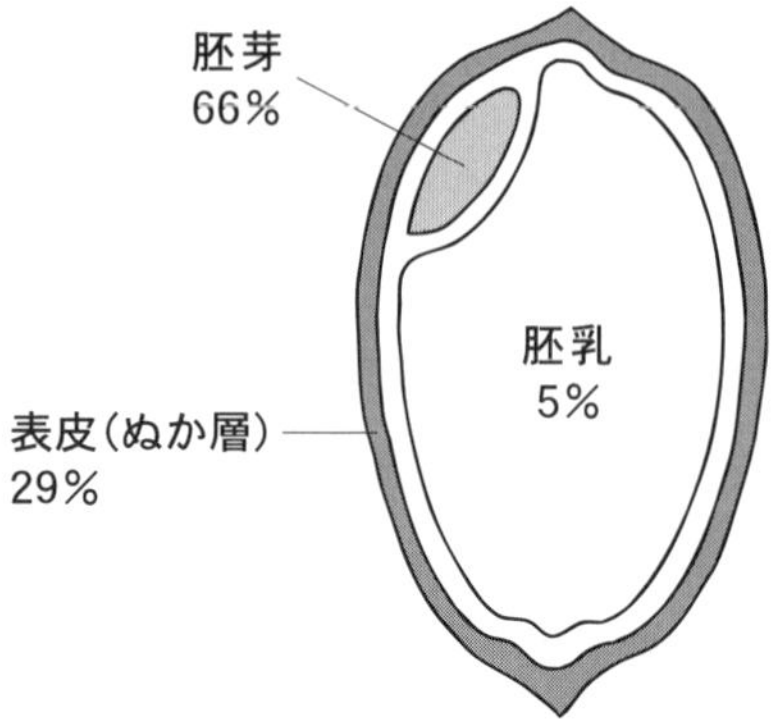

玄米は胚芽と表皮（ぬか）の部分にビタミン・ミネラルなどの95%が含まれている。白米として食べている胚乳の部分には、わずか5%しか含まれていない。

ビタミンB群の含有量には目を見張るものがある。B_1は白米の四・〇倍、B_2二・三倍、B_6一・七倍。ビタミンEは約一〇倍、ミネラルは鉄二・八倍、燐二・〇倍、繊維は三・三倍。

図にはないが、玄米の中に含まれるフィチン酸（IP6）と繊維は、食品添加物や農薬などの化学物質を排出する働きを持っている。欠けている栄養素はビタミンCだけだ。白米を食べるようになって、ビタミンB_1不足が脚気を招いたのもよくわかる。

玄米に含まれるバランスのよい栄養素は、量的にはわずかな胚芽と表皮に九五%もぎっしりと詰まっている。白米はこれをそっくりそぎ落としているのだから、なんとももったいないことだ。

一つの食品でこれほど高い品質の栄養を備え、主食にふさわしい食物がほかにあるだろうか。栄養問題の専門家や生活習慣病の研究者にたずねても答えは「ノー」だ。

生まれつきの、優れた価値を備えた食物「米」。神様が日本人に与えた宝物といっても言い過ぎではないだろう。食物の根源的な本質を凝縮した玄米は、比類ない「食質」を具備した傑作ではないだろうか。

「食質」とは耳慣れない言葉かもしれないが、食物に自然に備わっている天性の価値のことだ。「食」の本質と言い換えてもよいだろう。

食質のある、あるいは食質のよい食物の代表格が、私たちに親しまれ、愛される「米」なのだ。その米は本来、あるがままの姿でお茶わんに盛られることを望んでいる。なにしろビタミン、ミネラル、繊維をたっぷり含んだ食物のエリートなのだから。

米は、ある部分を抽出したり、間引きや加工されたりすることを極端に嫌う自然食品の王様だ。

昨今、健康食品の多くは、食物の一部を抽出したものが主流となっている。しかし、食質のよい「米」はそれを真っ向から否定する。当世流の抽出加工とはまったく縁のない、丸ごと食物であるからこそ、人々の命と健康を維持してきたのだ。いわば「一物全体食」の典型だ。

食には三原則があるという。明治の初め、陸軍の軍医・薬剤監の石塚左玄氏が健康な食生活を送る心得として提唱し、それは百年のちの今なお脈々と生き続けている。

(1) 適応食＝人間に適した穀物や野菜を中心とした食事を心がける。
(2) 身土不二＝自分の住んでいる土地でつくられた旬の食物は、長年培ってきた体質に適し、健康上一番よいの意。
(3) 一物全体食＝食物の持つ自然の恵みをあますところなく全体を摂取することが栄養バランス上大事である。

この食の三原則を見事に体現するのが、本来の姿の米、すなわち玄米である。アメリカ国内だけでなく、日本にも強い衝撃を与える事件があった。約二十五年前（一九七八年）になるが、アメリカ上院の栄養問題特別委員会が公表したレポートは、

「健康な食生活のために、穀物はできるだけ未精白の玄米、玄麦を食べるべき」

「文明先進国の食生活は誤っている。心臓病、脳卒中、糖尿病などの成人病（現在は生活習慣病と呼称）は、食源病（食事が原因の意味）である」

「成人病や慢性病は医薬品や手術では治らない。食事の改善で治療回復が可能」

「肉食国民よりでんぷん質を多くとる穀物菜食型の国民のほうが健康だ」

などと、食生活と人間の健康について、画期的な結論を述べていた。当時は世界の国々が、カロリーの高い、肉、脂肪、糖を主とした食生活に傾いていたので、このレポートは食文化そのものを揺るがすような出来事だった。


玄米の有効性が米上院の権威あるレポートで証明されたことによって、私たちの食生活も、欧米一辺倒から、もう一度、本来の日本の食文化を見つめ直すことを迫られるようになった。

アメリカ農務省はこのレポートに基づいて一九九二年に、新たな食品選択ガイドラインを設定し、「穀物と野菜を多めに、肉や卵は少なく、油や砂糖は控えるように」と国民に呼びかけている。

国民の命と健康を真剣に守ろうとする米国の保健政策は、まさしく食生活の転換を促すものだった。その結果、各国はこぞって食生活を原点から見直しつつある。

「食」と「命と健康」は深く結びついている。「食質」に優れた玄米が日本人の命のカギを握っているといっても、言い過ぎではないかもしれない。

「玄米発酵食品」とは？

人の健康に玄米がどれほど有効であるか——それは多くの人が認め、諸外国でも高い評価を受けている。

それなのになぜ、一般的にもっと広く、食卓に玄米が広まらないのか？

その理由のひとつは、白米を食べることに長い年月のうちに慣れ親しんでいること。もうひとつは、玄米が食べづらいことだ。

食べづらいというのは、かたい、味になじめない、七十回もかまないと消化しない、そして調理が面倒——などを意味する。

体にはよいもの、栄養がふんだんで素晴らしいもの、ということはわかっても、毎日時間に追われるような生活リズムで生きている大多数の人々のテンポに合わないのである。もちろん玄米食をやっている人も、年々増えてはきているが。

そこで、この栄養価抜群の玄米を健康づくりに活かしたい、と「玄米発酵食品」の普及に乗り出したのが、株式会社玄米酵素の社長、岩崎輝明氏である。

岩崎氏はこう説明する。

「玄米と同じように、日本人の生活に昔から溶け込み、栄養価が高いのが発酵食品です。納豆をはじめみそ、醤油、酒、酢、かつお節など。日本人は古くから麹《こうじ》菌を利用してこれらを生み出してきました。発酵することで各種の酵素が生まれ、アミノ酸やビタミンB群が増加し、栄養価が高まるのですね。この魔法とも言うべき発酵の力を生かして誕生したのが玄米発酵食品です」

もう少し詳しく説明を加えるなら、別名を「微生物活性酵素食品」といい、JAS認定農場による無農薬玄米を植物性微生物と呼ばれる麹菌で発酵させたものということになる。天然発酵培養して酵素化したものなので、各種アミノ酸やビタミンB群などが大幅に増えることになる。

それだけではない。生活習慣病の原因である活性酸素を除去してくれる酵素「SOD」(スーパー・オキサイド・ディスムターゼ)が加わり、全身の血管の老化を防ぐ働きもする。玄米と酵素の二人三脚の効果が発揮されることになる。

酵素とは、すべての生命現象を根源的レベルで維持する生体触媒といわれる。人をはじめあらゆる生き物は酵素を生み出し、それによって存在する。食物の消化吸収も、栄養の運搬も、有害物質や毒素の分解、そして体の組織づくりもすべて酵素の働きによるものだ。しかし酵素は、化学物質(医薬品、農薬、食品添加物)をはじめ、放射線、環境汚染物質、ストレス、老化によって不足してしまう。これが油断ならない。

だから酵素の多い食品で体内に不足しがちな分を増やすことが健康のカギを握ることになる。しかし生の食物に本来含まれる酵素は、煮る、炊く、焼くなどの調理の過程での熱(七〇℃以上)によってその大半が失われてしまう。すなわち現代の食事においては、大半の人が酵素欠乏症なのだ。

その点、玄米発酵食品は、玄米が持つ栄養分をすべて生かして酵素の働きを加えているので、一段とその長所を活性させ、パワーアップした栄養補助食品といえる。(19頁参照)

丈夫な歯でよくかめて、胃腸の消化力がないと、玄米はせっかくの有効性を台なしにしてしまう。しかし、玄米発酵食品は、簡単に、手軽に体内吸収ができる。

大昔から日本人の命と健康を守り続けてきた玄米。それにやはり日本人の知恵がもたらした発酵のテクニックが加わった玄米発酵食品は、栄養価に優れているだけでなく、日本人に適した健康補助食品といえる。

Ⅱ 食の改善で不妊を克服した人たち

克服体験の記録 ＰＡＲＴ１

九年目の神様からの贈り物

中村理恵さん（奈良県奈良市）

中村理恵《みちえ》さん（38）が妊娠のことを気にかけはじめたのは、結婚して六年を迎えたころだった。それまでは、子どもは神様からの授かりものと一向に気にも留めなかったという。

日本の不妊学会は、不妊の定義を二年以上妊娠しないものとしている。結婚して二年目までに妊娠した夫婦は全体の七〇％というから、二年が過ぎても妊娠しないからといって必ずしも重大な異常があるとは言えない。不妊症の二年定義は、一応の目安と考えておきたい。

二十七歳で結婚。結婚後もピアノレッスンの仕事を続けて帰宅も遅くなる毎日。

「主人も仕事がハードだし、子どもができないのはしようがないか」と、理恵さんは考えていた。そんな生活が三年、四年と続く。一般的には不妊症のレッテルを貼られるところだが、自分も夫もいつかきっと赤ちゃんを授かるはずと信じて疑わなかった。

ご主人に転勤辞令が出て米国のシアトルに移り住んだ。海外生活で日本人は祖国のよさをよく再発見したり、再認識するといわれるが、理恵さん夫妻もそうだった。中華料理のレストランなど、外食で食べたご飯が実においしかったと述懐する。

「お米っておいしいなあ、とつくづく思ったんですね。なぜか気持ちが安らぎます」

日本人であることを食文化が教えてくれたようなものといえる。

一年後に転勤。東京育ちの夫婦にとっては、東京とは生活環境も風土も何もかも異なる奈良市への赴任。奈良では東京での忙しく、あわただしい暮らしが染み込んでいる理恵さんはずいぶん戸惑ったようだ。

「時間が止まったような静けさ。宵のうちからもう外は真っ暗。ショックでしたね」

奈良の暮らしが落ち着いたとたん、胸騒ぎがした。

「仕事をやめてしばらく経っているのにどうして妊娠しないのかしら。年齢のことを考えてみても、どうして子どもができないのかという気持ちは不安と一緒にふくらんでいきました」

病院へ行って診てもらうことにする。

「主人は『子どもは神様の贈り物』と言ってくれるけど、私は子どもがいない人生なんて考えたくなかった。どうしてできないのかを知りたい」

地元の病院は「検査、治療に関して説明が十分でなく、納得できなかった」と、不妊治療で知られる大阪の産院に転院する。そこでは不妊治療に関するセミナーのような教室があり、不妊について多くを学ぶことができた。ドクターもわかり易く説明してくれた。

「検査と治療に約一年間要することがわかったので、それじゃじっくりと構えて治療に専念しよう、ということになりました」

本格的な検査、治療を専門的にやっている別の大阪の総合病院を紹介してもらった理恵さんには、卵管機能障害の恐れがあった。

卵管障害は不妊全体の四〇％といわれる。しかし、卵管の両側の完全閉鎖はまれで、片側だけがふさがっているか、両方とも通っているけれど癒着しているというのが、卵管障害の一般的な所見だそうだ。

卵管障害があっても軽度なものは問題なく、そうでないものでも治療は可能だ。しかし最近、卵管の異常が急に増えてきていることには留意すべきだ。

理恵さんは比較的長い不妊だったため、腹腔鏡《ふくくうきょう》などで直接的に卵管やその周囲を観察する必要があった。この腹腔鏡を用いた検査は手術を伴う。したがって一週間の入院が必要だ。それを知ってショックを受けた。

理恵さんは、父が医師として活躍し、自身も多少は医療知識があったので、米国での腹腔鏡検査は日帰りで済むことを知っていた。「ずいぶんと日米では異なっている。そこまでしなくてはいけないの」と考え込みながら車を運転中、一瞬ボーッとして事故を起こした経験がある。

結局、一週間の入院。担当の女医が手術の様子をビデオで見せてくれた。

「不妊の決定的な原因は見当たらんなあ。小さい筋腫を、ついでにチョコッと取っといたわ」「卵管はちょっとの緊張でも、詰まってしまうねんて」

女医とナースの、温かみのあるお笑いトーク調の会話に救われた、と理恵さんはそのときの心境を語る。

卵管の片方の通気がよくなかったことが判明したが、不妊の原因として決定的なものでは決してなかった。

そこで奈良に住みついた理恵さんは、もっと健康な体づくりをしようと食の改善を断行する。断行とは大げさに聞こえるが、人間だれしも、幼年期から成人期まで慣れ親しんできた食事のスタイルを、一八〇度変えてしまうのは並大抵のことではない。たとえはヘンだが、政治改革より難しいかもしれない。

だが、理恵さんは敢然としてそれを実行した。米中心の食事がまず第一。主食は完全にお米になった。米には時折、玄米が混ざる。肉の量は激減。牛乳も姿を消す。

葉ものが多かった野菜は、根菜類の分量が一挙に多くなった。ゴボウ、レンコン、ダイコン、ニンジン、カブなどをじっくりと煮込んだ料理。そして豆類、海藻類、甘い野菜のキャベツ、タマネギ、カボチャ、サツマイモ等も。食卓はガラリ一変した。

地元、奈良地方で採れる旬の野菜、つまり四季折々の最も新鮮な食材を食卓に乗せることを心がけるようになった。

「身土不二」という言葉がある。難解な熟語だが、そのいわれは仏教の教えにさかのぼるようだ。今では食の改善によく用いられる用語だ。

「肉体と土はいつも同一。分けるものではない。土に育まれた作物はその土地に住む人が食べて暮らし、人はやがて一生を終えてまた土に還るのである」

このような意味と理解してよいと思う。つまり、奈良とその近辺で育った作物を季節に応じていただくこと、それが自然の恵みを何一つ無駄にすることなく、バランスのとれた食生活につながっていく。理恵さんの食事改革は成功した。

理恵さんは「つくづく今までバランスのよくない食事を続けていたものだと恥ずかしくなってしまいます」と苦笑する。

食生活を基礎からリセットした理恵さんを支えたのは、栄養学カウンセラーの廣瀬俊子さんである。廣瀬さんは「玄米正食」を唱え、正しい食事、正しい食のあり方、食と心のバランスをきめ細かく地道に指導、助言している。

四十数年も前に栄養士となり、病院をはじめ、多くのジャンル、地域の第一線で活躍中だ。廣瀬さんはこうおっしゃる。

「まずご飯をしっかり食べることです。主食はお米でなくちゃダメ。全体の六〇%がお米だと理想的。玄米は、完全な正食です。でも、食べづらいという欠点がある。比較的口に入りやすい玄米発酵食品だと最高ですね。朝イチで季節の果物、野菜を摂るのもポイントです」

「人間だれだって好き嫌いがあります。好みも大切にしなくちゃ。ただし量の調整でバランスをとること。嫌いなものを体によいからといって無理やり多く口にするのはよくありません。それは心と精神を否定し、ゆがめてしまうからです。食と心がともに整い合う関係が完成すれば、心身ともに、人は健康を享受できるはずです」

三十年間、「食と心」を追求してきた求道者の言葉である。

廣瀬さんは求められたら日本中どこへでも出かける。特に社会的に弱い立場の人や、生活習慣病や体の弱い人、不妊と闘う女性たちを見ると、放っておけない。

現在、横浜市でこぢんまりとした料理教室を月に一度やっているが、受講者がひきもきらない人気で信頼の厚さがうかがえる。廣瀬さんに関しては、のちほど詳述したい。

理恵さんは奈良に引っ越してから廣瀬さんのことを知った。初めは違和感を覚えた奈良の暮らしにも慣れ、「奈良は、懐かしい心のふるさと」と感じはじめた理恵さんにとって、廣瀬さんとの出会いは運命的とも言える。

ご主人の暢達《のぶたつ》さん（39）と二人でカウンセリングを受けるように、ゆっくりと不妊の悩みを打ち明けた。

二人の耳に「赤ちゃんは必ずできるわよ。絶対に大丈夫」と確信に満ちた言葉が響いた。そして、こう続いた。「地球上の動物はすべて子孫を残すように造られているの。人はその中の一種類。必ずできる」

やや神経質になって自分を責めたりすることがわかって、励ましてくれているのだと思ったが、それだけではなかった。不思議なことに、凛《りん》とした廣瀬さんの言葉に勇気と力がふつふつと湧いてくるのを体で感じていた。

「元気な赤ちゃんを産むには体づくりが一番大切。お米を中心に、バランスよく、旬のものを適量によくかんでいただく。一日のご飯の量が決して少なくならないように」と言って、レシピまで用意してくれた。

検査を終えてからもなお不安を残していた理恵さんはこれで吹っ切れた。「つきつめていくと、人は本来、子どもができるようになっているんだ」と自信がみなぎってきた。

「本当に赤ちゃんは神様から授かるものだと心の底から思えました」と、理恵さんは廣瀬さんと、廣瀬さんとの巡り会いに感謝している。

「食のあり方を自然に無理なく教えて下さったことも私にとっては幸運でした」とも言う。廣瀬さんにすすめられて、玄米発酵食品などを常食するようになったことも、根本的な体質改善につながっていった。

食の徹底した改善と体質の抜本的な変化によって、理恵さんの身体機能は正常に働きはじめたようだ。

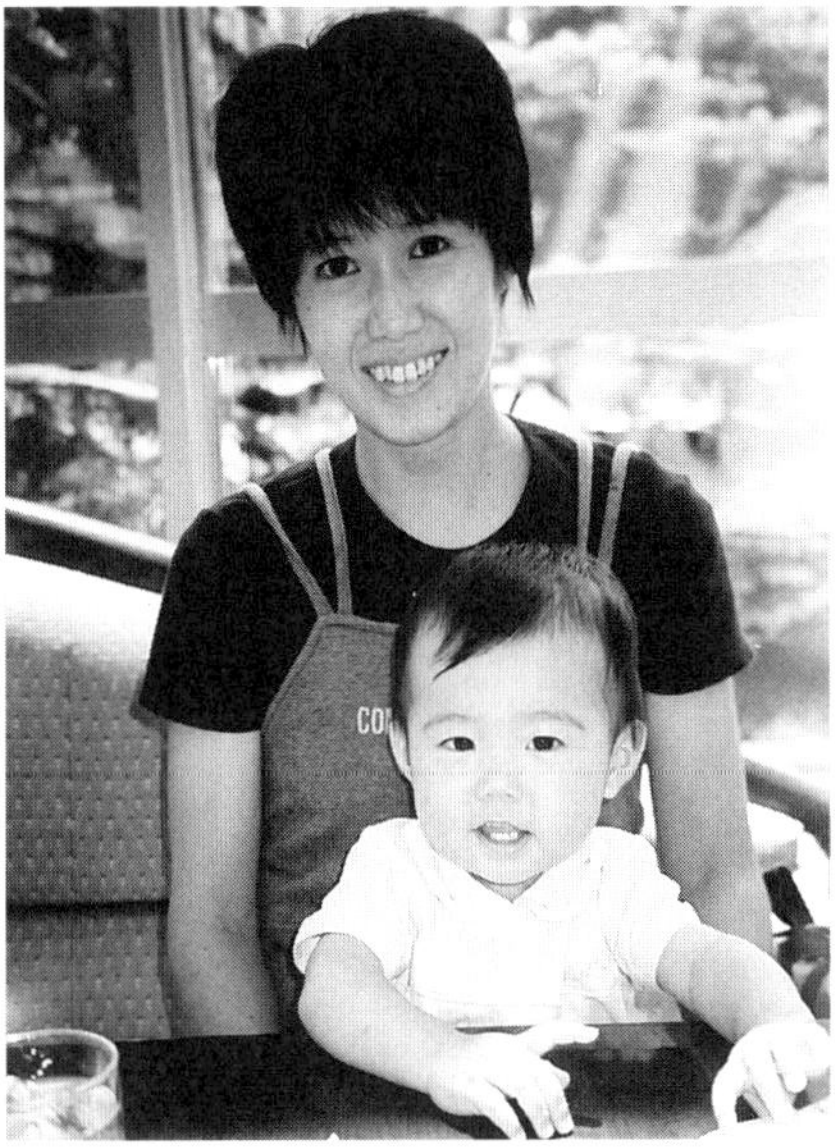
中村理恵さんと佳乃ちゃん

顔色がよくなり、全身のだるさも徐々に薄れ、健康体を取り戻したと実感するようになったとき、理恵さんはついに妊娠した。

結婚して九年目の妊娠。そして翌年春、出産。待ちに待った赤ちゃんの誕生を、理恵さん夫妻が小躍りして喜んだのはいうまでもない。長女、佳乃《よしの》ちゃんはいま一歳と十か月になる。

一人娘の無事な出産を人一倍喜んだのは、理恵さんの母、本間圭子《けいこ》さん（65）だ。「六十歳になるまでに初孫を抱きたい」という願いは少々遅れてかなったが、佳乃ちゃんをひざに乗せ、幸せに満たされている。

「娘が高齢でしたからね、本当は心配でたまらなかったのです。でも、本人は絶対大丈夫、赤ちゃんは産まれる、と自信たっぷりでした」と、圭子さんは理恵さんのがんばりに脱帽し、称賛の言葉を贈っている。

佳乃ちゃん誕生までのプロセスに、理恵さんを大きく包んだ支援の輪があったことも見逃せない。肉親、家族の支え、周囲の人々の協力も理恵さんに勇気を与え、後押しをした。

母の圭子さんは、子どものいる家庭が調和のある人間の暮らしだと思い、娘一家にも幸せになってほしいと願っていたので、あらゆる努力を惜しまなかった。

食生活の改善で真の健康づくりを、と全国を駆け巡り玄米発酵食品の普及活動に余念のない岩崎輝明氏に娘の不妊を相談し、廣瀬さんの存在を知った。そして自ら廣瀬さんの料理教室で学び、理恵さんを廣瀬さんのところへ導いた。

夫、暢達さんの協力も大きい。自分も検査をすすんで受け、妻の入院時には一日中ベッドに付き添った。「実家も遠く心細かったんです。でも、夫がそばにいてくれて、どれほど心強かったことか」と理恵さん。

「そのころからでしょうか。主人を心から頼ることができると感じるようになったのは。苦しみも悩みも共有してくれる夫を真底、信頼できるのは幸せだなあ、とわかったんです」涼やかな瞳を輝かせて、理恵さんは夫の存在に感謝している。

「佳乃に産まれてきてくれてありがとう、って言いたい。色々な物が見えてきました。これまでは自分が一番大切だったけど、今はこの子と夫がもっと大切です」

十年を経てつかんだ幸せ。決して短くはない道のりだったけれど、妊娠―出産―育児を通じて、人間の信頼と愛という最も大切な宝物を手に入れた理恵さんだ。もちろんそれは、理恵さんの意志と努力によってである。

十二月の初め、朗報が届いた。二人目の赤ちゃんを授かったというニュースだった。夫婦にとって第二子はうれしい男の子。玲太郎《れいたろう》君と名付けられた。

理恵さん、おめでとう。

一度は死のうと思ったことも

浦山恵美子さん（埼玉県草加市）

平成九年の十一月。木枯しが吹きすさび、冷たい雨が降っていた。

何かにおびえるように、浦山恵美子さん（当時30）は自宅を後にした。すでに極限状態にあった恵美子さんは、北海道苫小牧市の実家へ向かった。夫の元へ戻るつもりはなかった。久しぶりの両親との再会、そして一家の団らんが最期の別れになるかもしれない。あれほどの苦しみ、深い悩み、無力感からまもなく解き放たれる。そんな思いを胸にしていた。死をも恐れない恵美子さんの心は、不思議に静かで、おだやかに、やさしかった。

彼女に死を決意させたものはいったい何だったのだろう。明るく、朗らかで落ち着きのある語り口、物腰からはとうてい考えられない最後の決断。恵美子さんに死の闇をのぞかせたのは、子宝に恵まれない、不妊症という辛い現実だった。

二十五歳で結婚。看護師の仕事を結婚後も続ける。出張がちの夫との仲は円満で順風満帆の日々。三年ほど過ぎたころ、奥歯に物が狭まったようなすっきりしない感覚にとまどい続けた。

自分より後に結婚した同僚や知人からオメデタの知らせが届くのに、自分にはその気配もない。夫は長男。次男の義弟夫婦にはすでに二人の子どもがいる。当然のことながら嫁ぎ先の親からの圧力は日増しにつのる。

恵美子さんはスピードスケートのメッカ、苫小牧市の出身。かの有名な橋本聖子さん(五輪出場歴夏冬合わせて七回を誇るかつての名選手、現参議院議員)と少女時代は同じチームに所属し、一時は将来を嘱望されたこともある。夫の豊さん(当時31)はリトルリーグ育ちで、六大学野球で活躍したキャリアを持つ。どちらも一流のスポーツ人。

「二人ともかなり専門的なレベルで体を鍛えていたし、身体的健康には自信もあったので、子どもはすぐできるものと決めてかかっていたんです」

ところがその兆候はない。自分に何か問題があるのではないかと思いはじめると、足は自然と病院に向かっていた。

不妊治療専門の産婦人科に診てもらったところ、異常も問題も見当たらないという。次には体外受精などでわが国でも屈指の病院の門をたたき、夫と二人で受診した。検査の結果は精子も卵子も正常であることが明らかになった。

「そのころでしょうか。妊娠したいという気持ちがこうじて人工授精に頼ろうとしたのは。私はノーマルな形で子どもを産めないと決めつけ、ほぼノイローゼ状態だったんです。排卵誘発剤の内服も勧められ、一度は実行しようとしたけれど、ナースの仕事をしていれば、副作用で腹部の痛みなどが起こると知っているので、結局、踏ん切りはつきませんでした。やはり自然な形で子を授かりたいと願うのは女の自然な気持ちでしょう」

無排卵とか、卵管が詰まっているわけでない。自然な妊娠、出産を望む恵美子さんの気持ちはもっとものである。

憔悴《しょうすい》し切った恵美子さんは心療内科の医者によるカウンセリングも受けている。

「長男の嫁につきまとう宿命のようなもの」と、今は遠い昔話のように言うが、夫の両親の孫誕生への期待は、プレッシャーとなって強烈にこたえた。

「出張先までついて行って、子づくりに励んだらどうか」「二人で早く病院で診てもらい、どこが悪いのかハッキリさせたら」「体つきはいいのにな…なぜできないのかな…」「体外受精をしたほうがいい」などと言われた。医者も「これは立派なセクハラだ」とうめくような言葉の暴力が、恵美子さんの心をズタズタに切り裂いた。

昔からワンマンな舅《しゅうと》さんの言動は、夫にとってもトラウマになっており、恵美子さんが訴えても取り合ってもらえなかったり、仕事を理由にほとんど家を留守にしたりと、非協力的な夫の姿がうかがえた。

「どうして子どもができないの。私の何が悪いの」と悩みのつのる日々。そこへ言葉の暴力が追い打ちをかける。たまったものではない。

もがき、苦しんでいるうちにひとりぼっちの自分と向き合うしかなくなる。この深刻な状況を、恵美子さんは「女性特有の心理状態に陥ったのですね。マイナス思考がどんどんエスカレートし、自分をとことん追い詰める以外に道はないという感じでした」と自己分析する。

そんな折、北海道で暮らす親友の触沢《ふれさわ》浩子さんから、励ましの便りが添えられた宅配便が届いた。

「あまりに悲惨な状況を知って送ってくれたんですね。これを食べて体をつくり直しなさい、と」

ここで恵美子さんは玄米発酵食品に初めて出会う。スピルリナ（海藻の葉緑素）入り、霊芝《れいし》（サルノコシカケ、マンネンタケの一種）入り、グルカン（五種類のキノコの抽出液）入りの三種類が箱の中にあった。

栄養補助食品は食べ慣れていたし、親友のすすめということもあって、ワラをもつかむ思いで食べはじめた恵美子さんだった。それから先はすすんで販売店に出かけ、玄米発酵食品を求めるようになる。

販売店の北条チエ子さんは、玄米発酵食品が健康づくりにいかに寄与しているかだけでなく、食生活全体の見直し、改善こそが真の健やかな体づくりと健康な心身を形成することを教えてくれ、的確な助言、指導をしてくれた。

北条さんの話を聞き、思い当たることがあまりにも多いので、恵美子さんは驚いてしまった。独身時代、三交代勤務のハードな仕事のせいもあって、食べたらすぐ寝るだけの生活を送っていた。カップラーメンにスナック菓子にお酒。仮眠のときは眠れないので睡眠剤を飲み、いつも胃の調子が悪く勤務中に頭痛がするので、胃薬や鎮痛剤を常用。

不規則な生活の中でコンビニの味に食感がなじみ、薬漬けの日々は鍛え抜いたはずの体を少しずつむしばんでいたのかもしれない。

さすがに結婚後は、食が健康の基本と言っていた北海道の母の言葉を思い出し、できるだけ旬の食品を自分で調理するように心がけてはいたのだが、すでに手遅れだったのでは、という不安がよぎった。

女性に多く見られる冷え症。恵美子さんも例外ではなかった。この冷え症が最大の難敵だったことは後になってわかるが、玄米発酵食品を常食にして半年後に体が温かくなり、悩んでいたのがウソのように冷え症がなくなった。

しかし、朗報はやって来なかった。

「待ち望んだ妊娠の兆しはなく、何もかも限界に達しました。親友の触沢さんは、『そんなに思いつめているのなら、しばらく実家に戻ってみたら』と言ってくれました。自分なりに離婚を決意し、死のうと考えたのですが、その前にたった一度だけ、自分の苦しみ、辛さを両親にぶちまけてみようと思いました」

両親は苦悩の渦の中で溺れそうな娘の告白にじっと耳を向け、温かく、優しく包み込んでくれた。娘のただならぬ様子に、両親の心中はおだやかではなかっただろう。

私は最愛の男性と結ばれたのに……。子どもを産めないことがこんなに辛いなんて……。自分はどうして女の性を受けてしまったのだろう……。その後も実家で、自分の存在を否定しがちな自問自答を繰り返す重苦しい時が流れた。

しかし、両親に静かに見守られながら徐々に恵美子さんは変化していく。子どものころ両親が骨身を削るような苦労をしていたことを想い出し、自分と比べてみた。人はみな重い十字架を背負うこともあるのだと思えるようになった。

やがて再会した夫とも会話が弾むようになり、強い絆が戻ってきた。

「子どもができなくても、二人で元気に明るく生きていこう」「いや、まだあきらめるのは早い」と。


悪夢の年が明けて平成十年。肌寒い日が続いていた二月に、恵美子さんは体の変調に気づいた。妊娠したことがわかった。苦難の道のりが長かったせいか、医者の「オメデタですよ」の声も信じられなくて何度も確かめたが、正真正銘の妊娠だった。

「目の前が急にパッと開けました。モノクロの世界が突然カラーに変わったような世界に自分が立っているんです。道を行く人も街並みもそれまでと違って見えました。子どものリボンがかわいらしく、道ばたの小さな花にも目が行き、美しいなと感じるようになりました。長い間、忘れていた自分が戻ったような、いや新たな自分がデビューしたような感じ。どっちでもいいんです、とても気分がよく、幸せなんだから」
十月に無事に女の子が生まれた。四歳になった優子ちゃんはとても元気な子だ。

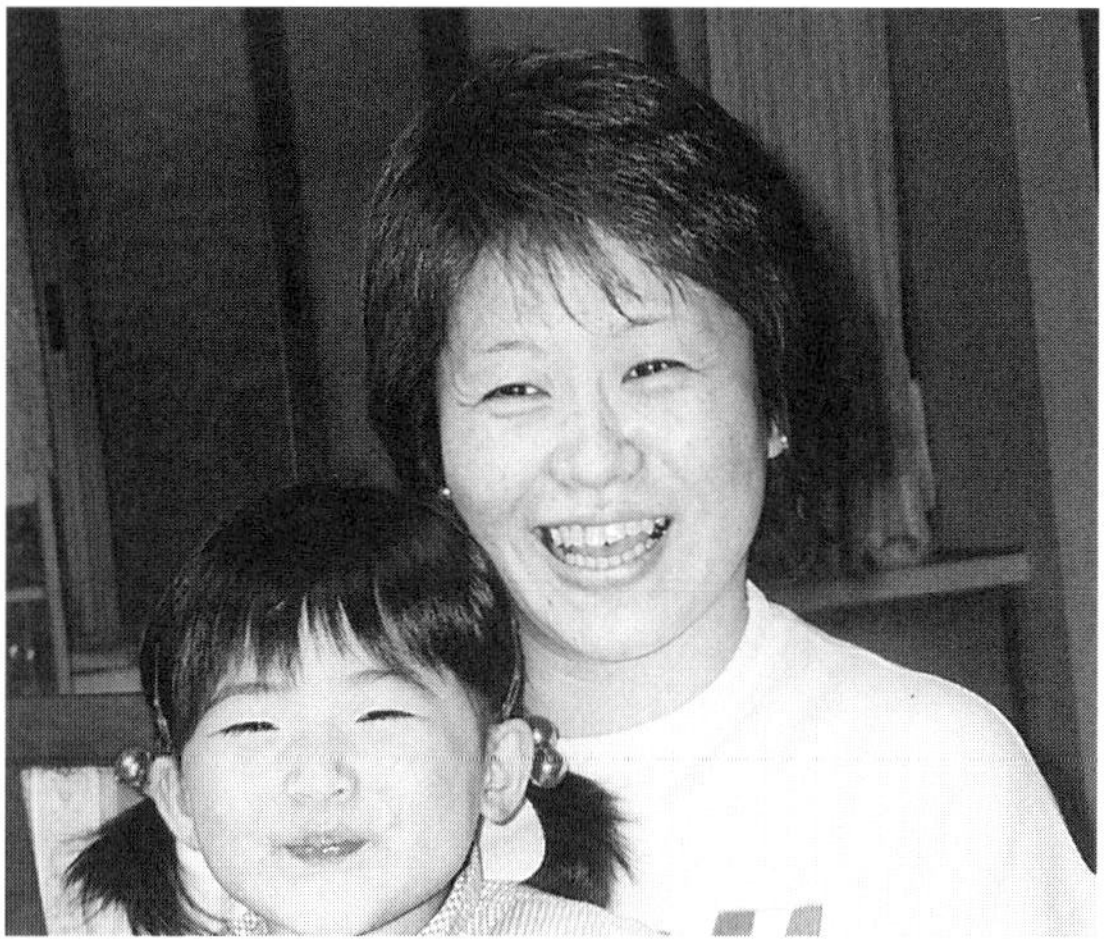
浦山恵美子さんと優子ちゃん

幼稚園の集団生活にも慣れ、一日中走り回っている。ファストフードは好まないが、好き嫌いはない。今、多いといわれるアトピーもなく、均整のとれた体にきれいな肌をしている。
「娘は玄米発酵食品のファン。元気の源かもしれません」と恵美子さん。

恵美子さんは二つの病院で診てもらい、医療従事者としての自分の経験や、食の改善を通して多くのことを学んだ。
「病院は異常か正常かを検査の結果によって確かに教えてくれます。でも二人とも正常なのに不妊状態に悩む当事者に対し、生活や食習慣の問題指摘や改善、予防について何一つ助言してくれません。対症療法はまずまずとしても、日本の医療に予防医学の面が欠けているように思えてなりません。

極端かもしれないけれど、自分の体の異常やバランスの悪さは、病院では治せないと考えます。特に生活習慣病はやっかい。自分で食に気をつけていても、環境問題をはじめ食品添加物をすべて排除するには限界があるでしょう」

「手軽なファストフードなどを防ぎきれない現状のもとでは、私のようなケースや不妊症予備群の女性は残念ながら間違いなく増えます。またせっかく妊娠しても、食生活を徹底して見直さないと、自然に出産を迎えられないケースも多く報告されるようになるのではないでしょうか」

恵美子さんの貴重な体験に基づく言葉は、助言であり警告にもとれる。

彼女は不妊で悩んでいる女性たちに食生活の見直しと改善、それをリードする玄米発酵食品をすすめたいという。

「真の健康はまず食から、なんです。次に家族の幸せがやって来る。私が体現したのですから」

女性として生まれたことを呪った時期もあったが、今の恵美子さんの顔には、大きなヒマワリのような笑顔が輝いている。

母の命を引きついだ息子

新井章子さん（群馬県伊勢崎市）

平成十五年八月の台風十号。大きなツメ跡を残し、全国各地に犠牲者が出た。新井啓介さん（34）と章子さん（34）夫妻は、静かな寝息をたてる長男の裕介ちゃん（6か月）をじっと見つめながらこんな会話を交わした。

「災害に巻き込まれたらどうしようかしら」

「自分の命を投げ出してでも息子を救う」と啓介さんが意を決するように言うと、章子さんも「私も同じ。なんとしても二人で裕ちゃんの命を守らないと」と二人の気持ちは一緒だった。

現在、章子さんは充実した穏やかな日々を過ごしている。見慣れたはずの風景も、近所の人々との会話も、身の回りのことはすべて新鮮に映る。一粒種が新たに家族に加わってから、新井家には笑い声が絶えない。自分たちよりも大切な命がこの世に存在すると思うと、二人は息子の誕生に心から感謝する。

二人は平成九年に結婚した。啓介さんは長男で無類の子ども好き。そのことをよく知っていた章子さんは口ぐせのように「子どもが早くほしい」と繰り返していた。啓介さんの方は章子さんの気持ちを考え「そんなに急がなくたって。自然に任せよう」と言って、なだめてくれるのだが……。

章子さんは、三十歳の節目を迎え、ある決心をした。どうしても子どもがほしい。口にはしないものの、夫が二世の誕生をどれほど待ち望んでいるか、痛いほどわかる。自分の体に重大な欠陥があるのではないか、妊娠を阻む決定的な障害があるのかもしれない。病院で診てもらい治療をしよう。

「女性として、妻として、それは一つの決断でした」

生理不順は特に問題ではないとの診断。卵巣に小さな腫れがあったけれど、これも致命的なものではないという。医者には排卵誘発剤を飲むよう指示された。

章子さんの場合、生理不順にもかかわらず排卵は可能と考えられた。およそ八か月、月一回のペースでこの治療をやったが効果はなかった。思い切って病院に行ったけれど、結果は思わしくない。章子さんは途方にくれた。

不妊のメカニズムはとても複雑だ。原因が一つとは限らない。二つ、あるいはもっと多くの原因を持つケースもある。

病院にかかれば、医療技術や医師の技量、そして薬に期待するようになる。不妊治療は中でも長い時間、精神的にも根気をついやし費用も高い。体外受精や、顕微授精（男性不妊の治療に用いられる方法）は、医療保険の適用外だ。五年も治療を続け二人の子どもができたが、三百万円近くかかったというケースもあるという。

現代の医療に対して過剰な期待をする不妊患者と、その期待に応えようとする病院と医者たちは、患者の欠点を必死に捜し、ホルモン治療に走りがちになる。

しかし、残念なことに、目に見える成果をなかなか得られない場合が多い。不妊症の決定的な原因が見つからず、治療を行っても妊娠しないのは、妊娠するための体の機能が低下しているか、衰えて十分な働きができないから、と考えたほうがよいだろう。

なぜ、身体機能が低下しているのか、その原因をはっきりとさせない限りは、本格的な治療は難しいと思われる。人間の体に本来そなわっている機能が十分に働かないのは、その人の体が不健康状態だからだ。つまりは、健康な体で妊娠・出産にのぞむという当たり前のことが、最も大切なことだといえる。

章子さんは、途方にくれながらも、医者の指示を拒んだ。「基礎体温表を三か月つけて、それから新たな治療を」という医者の言葉を素直に受け入れられなかった。

およそ一年近い、不妊を克服するための病院通い。思い返せば辛い日々だった。待合室では大きなお腹をした女性や、生まれたばかりの乳児、そのきょうだいの幼児たちが元気いっぱい走り回る姿を目にする。そんな微笑ましい光景も初めは気にならなかったが、しだいに苦痛になってきていた。

「辛かったです。産婦人科というのは残酷ですよね。子どもを産んだ人も産めない人も、同じところに居合わすんですから」

章子さんは精神的にも辛い思いを重ね、ついに病院通いをやめた。

そんな身も心も不安定な時期に、章子さんのお母さんがガンに冒され、付きっきりの看病も大変だった。

不妊の心配、母の病状、精神的に苛酷な状況が重なっていたとき、「たとえ子どもが授からなくても、同じ趣味を二人でもって幸せにやっていこう」と、啓介さんが声をかけてくれた。章子さんはこのひと言に救われる。気持ちが揺れ、心が傷つき、不安定なときに、強く深い、夫の理解と思いやりを知った。

夫が心の支えになってくれる。こんなに心強いことはない。急に気持ちが楽になり、「どうしても夫に自分の子を抱っこさせてあげたい」と章子さんは思った。厳しく辛い思いを味わいながらも出産に希望をつなぎ、「自分の力でなんとしても赤ちゃんを産もう」と新たな決意をした。

それからしばらく経ったある日、埼玉県本庄市に住み、自家栽培した無農薬の野菜でつくった青汁や玄米食で健康ライフを実践している大塚悦代さんのことを知る。章子さんがそろそろ夫の両親から内孫づくりのプレッシャーを受けはじめていたころだった。

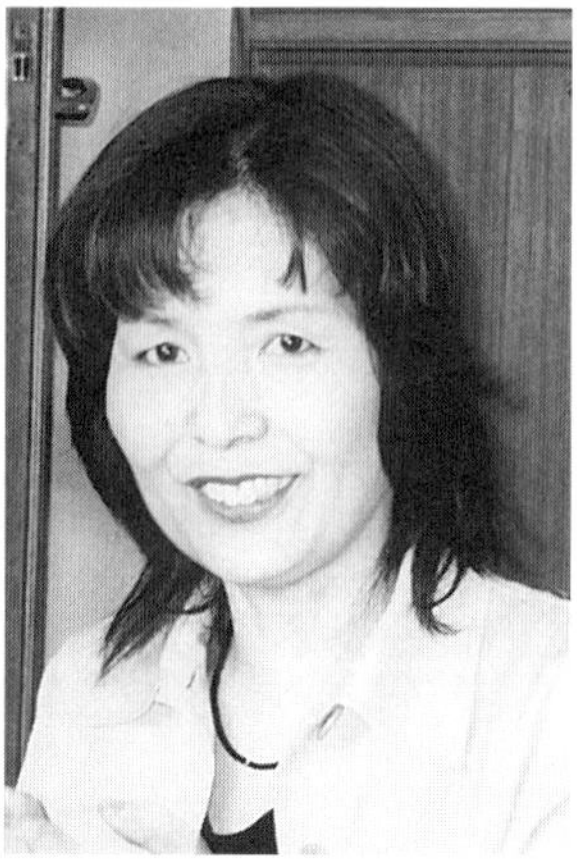
大塚悦代さん

健康色とはいえない青白い顔の章子さん。それもそのはず、胃腸がもともと弱く、極度の便秘とたちの悪い生理不順、朝起きることができないほどの偏頭痛。

それでも、寝込むほどではないからと、章子さんは体の不調を深刻に心配することもなかった。

章子さんから体調がよくないこと、一日も早く子どもがほしいことを聞いた大塚さんは食生活の大転換をすすめた。玄米は栄養の宝庫だからお米中心の食事が大切だと説き、牛乳、お肉をなるべく摂らないように助言した。

章子さんは、玄米そのものを食卓に乗せるのは食感、食味の面から最初は抵抗があったので、大塚さんに聞いた玄米発酵食品を食べはじめる。まず健康体にならなくてはとの思いが強かった。心の奥底には自分が健康でなければ、健康で元気な赤ちゃんを望めないという気持ちが働いたのだろう。スピルリナ入りを一日六包食べ続けた。

外食の回数がめっきり減り、コンビニから足が遠のいた。これまで使っていた砂糖、塩、味噌の種類を一新し、値段はやや張るが、限りなく自然に近いものに変えた。添加物入りの食材や調味料は台所から姿を消し、豆類をはじめ、ヒジキ、ワカメなどの海藻類、ゴボウ、レンコンなどが代わって食卓に上るようになった。

平成十四年六月。真夏を思わせる暑い日だった。

余命いくばくもないと宣告された母の病床の傍らで腹痛を覚えた。胸がムカつく。看病疲れかと思い、診察してもらった。

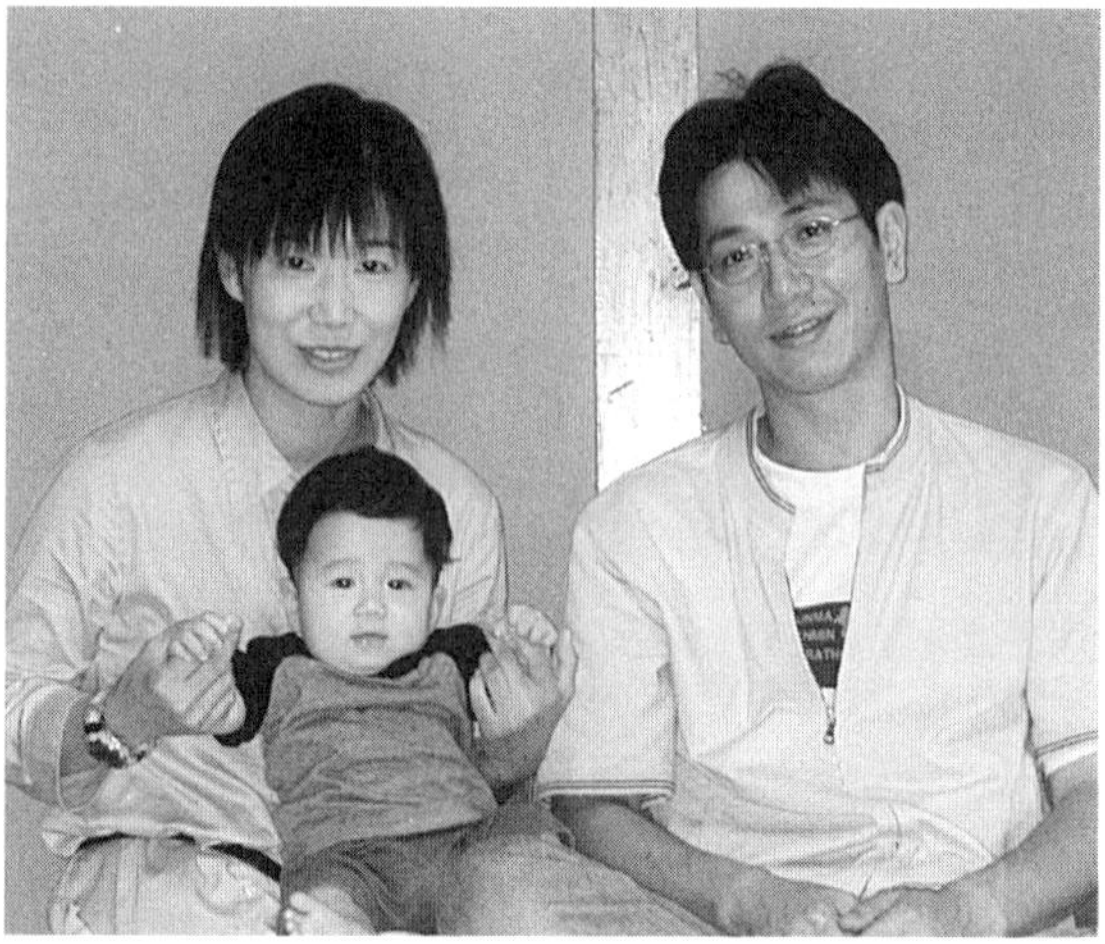

新井さん夫妻と裕介ちゃん

「妊娠していますよ」

「エッ、だれが妊娠しているのですか」

びっくり仰天したが、確かに妊娠したことがわかった。

一刻も早く朗報を夫に伝えなくては。ふるえる思いでメールに「直接言いたいことがあります」と打ち込んだ。携帯電話の向こうで「フヘーッ」というような言葉にならない声がした。そのときの喜びを、啓介さんは「信じられなかったんです。人間は心の底からうれしいとき、言葉が出てこないものだとわかりました」と言った。

「母がその年、六十四歳の若さで亡くなりました。母の命が新しい命を私に授けてくれた、そんな気がします。命の力というものを強く感じました」と章子さん。

裕介ちゃんはまもなく一歳。早産で二二〇〇ｇの小さな赤ちゃんだった。今は体格も標準になり、たくましく成長している。目をくるくる動かし、表情も豊かだ。愛くるしいから外では人気者。早くもハイハイの練習を始めた。

「おしゃぶり一つにしても、体の動き一つにしても、今日はこんなことを、明日はどうかな、と。毎日毎日が子どもと一緒に躍動しているって感じです。次々に新しい発見と驚き、そして教えられることが多くて」

章子さんは裕介ちゃんの成長に目が離せない幸せを実感している。

食の改善で難病を克服【番外編】

大塚悦男さん（埼玉県本庄市）

新井章子さんに玄米発酵食品を紹介した大塚悦代さん（54）は、貴重な経験を持つ。

平成九年。一人息子の長男、悦男《よしお》さん（当時22）が帰省するたびにやせて見えた。カゼをひくとなかなか治らない、下痢が止まらないと、悦男さんは体調不良を訴えていた。

一八〇cmの長身、七〇kg近くの立派な若者がみるみるうちにやせ衰え、五二kgになってしまった。医者に診てもらうと、潰瘍《かいよう》性大腸炎だった。まさかの難病。「この病気は一生治らない」と宣告された。

悦男さんは東京のレストランで腕のよいコックとして働いていた。イタリア料理をマスターし、自分の店を出すのが夢だった。一日も早く一人前のコックになることを目標にしていた悦男さんは、朝早くから夜遅くまで時間をおしむように働き学んだ。

朝食はコンビニ食、昼食は仕事が一段落した午後四時に食べ、夕食は厨房が終わった深夜から未明というハードな生活。体を壊してしまうのも当然である。

無理がたたった過労と不規則な食事、それにストレスも加わっての発病だった。悦男さんの落胆ぶりも気の毒だったが、悦代さんが受けた衝撃の大きさは計り知れない。

「難病宣告を聞いて、私が息子の身代わりになりたい、と思いました。でもそれはかなわないこと。やり場のない悲しみと怒りのようなものに、しばらく自分をコントロールできませんでした」

悦代さんは本来明るく、元気な女性だ。この世で最も大切なものを失うような苦しい思いをし、涙にくれながらも、息子の不治の病と向き合い闘うことを心に固く誓った。

潰瘍性大腸炎の症例を自分の足で調べるだけでなく、玄米食や無農薬野菜などについての情報収集や実践を通じ、悦男さんとともに食生活の改善を地道に続けた。

こうした努力が引き合わせたのか、隣県（群馬県）の塚越県議の紹介で、大阪府八尾市の甲田医院の甲田光雄院長とめぐり合う。

甲田院長は、少食健康法や断食健康法などを長く研究し、独自の治療を実践する医師として知られる名医の一人。甲田式健康指導は、化学薬品にあまり頼らない、食の改善を柱にした治療を行う。難病やガンの患者が健康体を取り戻した治癒例は多い。

悦男さんは甲田院長から玄米と青汁を中心とした日本の伝統食の指導を受けた。

食質に優れた玄米と、酵素をたっぷりと含んだ自家栽培野菜の青汁への転換によって、徐々に健康体を蘇らせ、二年を経過したころには、東京で働きはじめたころの健全な体に回復した。悦代さんがすすめる玄米発酵食品も栄養補助食品の役割を果たしていたと思われる。

そして二度目の挑戦が始まった。悦男さんは健康の喜びをかみしめながら、再びシェフの道を歩みはじめ、イタリアへ修行に行く。

帰国してまもなく埼玉県本庄市の自宅近くにレストラン「きゃんち」をオープンした。その昔、大塚さんの実家は木場の材木問屋「きゃんち」だった。「きゃんち」は木屋《きや》の大塚家に村人がつけた名で、それが屋号になっていた。悦男さんはその名を念願の自分の店につけたのだ。

インドネシア出身の妻、ロシータさん(24)と仲よく料理の腕を振るう毎日。東京のテレビ局の取材が入ったこともあって人気も上々の店だ。讃岐うどんがメインで、限定的に玄米食もメニューに上る。奥さん自慢のバリ島料理もある。

「健康が何より大切だということが、若いときにわかった分だけ利口になったかも」と言う悦男さんに、人生を一度はあきらめかけた人間の暗さはみじんもない。

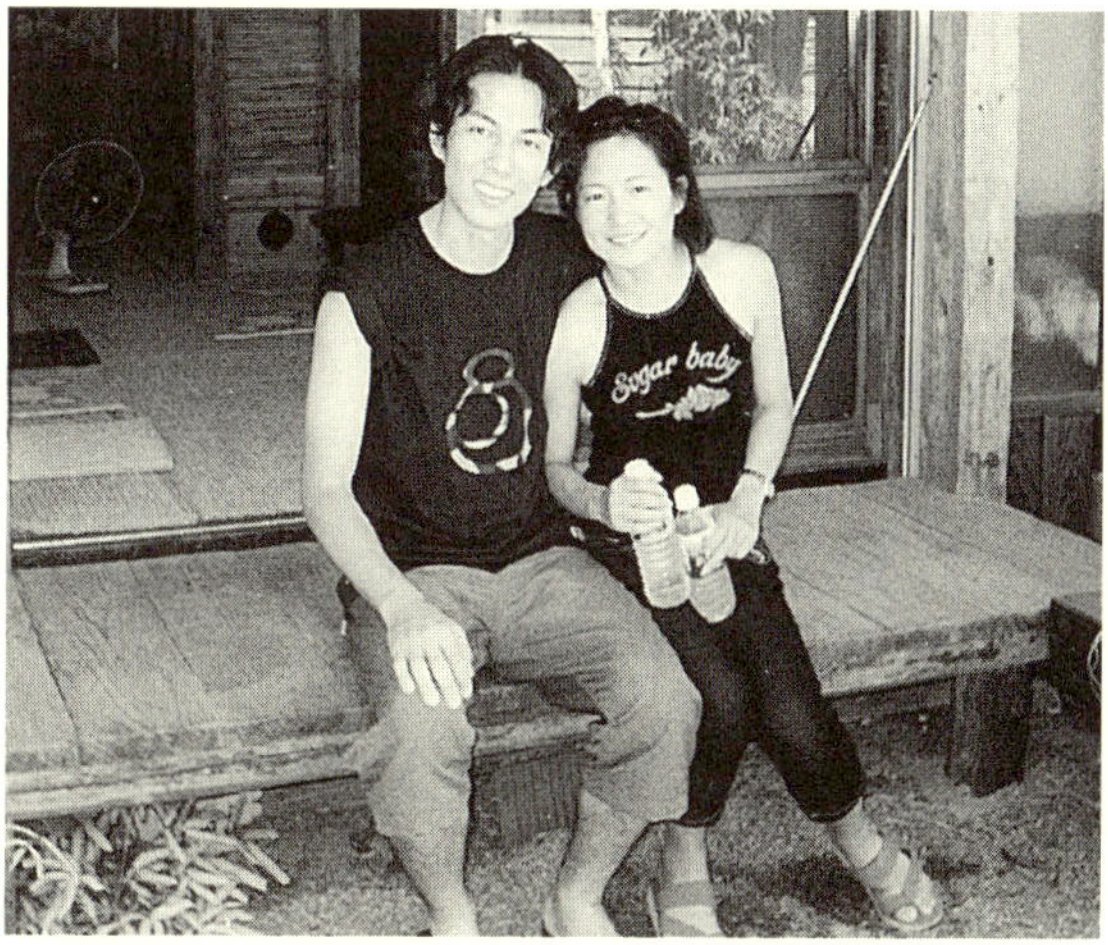

大塚悦男さんとロシータさん

ちなみに、悦男さんの現在の食事のメニューは、玄米、野菜、豆腐、それに玄米発酵食品、さらに家族全員で丹精を込めた自家栽培の無農薬野菜でつくった青汁。典型的な玄米菜食だ。

悦代さんは「まずは健康づくりから。赤ちゃんがほしい人も、難病に打ち克ちたい人も、すべての願いは、食生活の改善で正常な身体機能を回復させることによってかなえられる。今ではそう信じています」と誇らしげでもある。

赤ちゃんをあきらめないで

戸井理津子さん（神奈川県横浜市）

戸井理津子さん（38）は順調に人生の道を歩んできた。相思相愛の健雄《たけお》さん（42）と平成四年に結ばれた。結婚すれば子どもができるのはごく普通のことと考えていた。赤ちゃんにミルクをあげる自分。夫と息子がサッカーで遊んでいる様子…。本能的に抱いていた夢が大きくふくらむ。

しかし、理津子さんの前に大きな壁が立ちはだかる。

妊娠しても胎児が育たず維持できない流産を何度も繰り返した。理津子さんが「私と同じ苦しみを味わっている方に参考になるのなら」と出してくれたメモには、平成六年七月を皮切りに同十二年まで五回の流産の記録が記されていた。

初めて経験する人生の大きな挫折だった。挫折という言葉だけではすべての気持ちを表現できない悲劇が理津子さんを見舞う。

新しい命の誕生を願い、夢を託す女性にとって、その命が自分の体の中で失われ、命が始まらないという事実は耐えがたい体験だ。理津子さんの辛さ、心の傷を思うと言葉もなくなる。

妊娠はするけれど流産する、それも一回でなく三回以上となると、「習慣性流産」あるいは「不育症」といわれる。妊娠できないのを「不妊症」というが、広い意味では不育症も不妊症に含まれる。

二十八歳のときに最初の赤ちゃんを妊娠三か月で流産、二年後には妊娠二か月で。三回目は妊娠して五か月目だった。今度こそ大丈夫と思ったのに駄目だった。そして四回目と五回目は妊娠二か月目の流産。

「病院は、習慣性流産の原因は現在ではまだよくわからないと言っていました。子宮発育不全の疑いがあるので流産しやすいのかもしれないとのことでした」

理津子さんは多くの検査と治療をした。子宮をしばって流産しないようにするマクドナルド手術もしている。免疫が流産と関係があるかもしれないということから免疫療法も四回行った。これは、夫の血液からリンパ球を取り出して妻に皮下注射をすることで、母体の免疫力を高める治療法だ。だが、一通りやるべきことをやったにもかかわらず、効果はなかった。

「どうして赤ちゃんができないの?」「つくり方を教えてあげようか」そんな何気ないひと言にも凍りついてしまう。すっかり「引きこもり」になってしまった理津子さんからは、かつての快活な性格はどこかへ飛んでいた。

「暗い毎日でした。人と話すのが怖くて怖くて。妊婦や赤ちゃんを見ると辛さと憎らしさがつのるし」

生まれたばかりの赤ちゃんの写真が刷り込まれた年賀状を見るたび、子どもを産めない自分を責め、何度も泣いた。

二つの病院で不育症について多くを学んだ理津子さんは、免疫治療に際して、自分の体が胎児を攻撃して殺してしまうことがあることを知る。

「私の体が臓器移植の拒否反応と同じように、自分の子どもを拒むことを意味します。体のメカニズムとはいえ、そんな残酷なことってあるのかと思いました」

だが、一つの転機がやって来る。最初の産院の助産婦さんのお世話で、ある大学病院に転院することになったのだ。その病院は不妊症や習慣性流産(不育症)の治療事例が際立っていた。

転院で気分転換ができた理津子さんは、「ここまでがんばったのだから、やはり子どもがほしい」と、以前にも増して赤ちゃんを産みたいという願望が強くなってきた。必死になって夫を説得する。夫は妻の体のことを心配し、反対するが結局は折れた。

平成十二年十月、またしても流産。ところが妊娠反応が消えない。検査に行くたびに検査数値が上がっていた。

「胎児の一部が筋肉に入り込んで、ガン化している可能性があるので抗ガン治療をしましょう」ということになった。「足からカテーテルを通し、検査して調べてみなくては」という医者の説明に、理津子さんは内心「もうたくさん」と思った。

奈落の底に落ちる自分の姿が見えたという。こんなにも自分の存在を辛く感じたことはない。戸井さん夫婦は、互いに心に深い傷を負った。泣いて泣いて、泣き明かし、「どこまで突き落とせばすむのか」と神様に訴えた。

「どん底でした。寝ても覚めても心はずっと乱れっ放し。そのうち、主人も両親もこう言ってくれました。『ここまでがんばってきたんだ、もういいじゃないか。子どもがいないなりの人生もあるはずだ。きっと神様が別の使命を与えてくれるよ』って」

理津子さんも気持ちが少し軽くなり、前向きにしていこうと決心する。ガンがすぐに進行しないものであれば民間療法を試みたい、と申し出て医者に了解してもらった。

ちょうどそのころ、母親から「健康に欠かせないから、あなたも食べてみなさい」とすすめられた玄米発酵食品が手元にあったので、毎日欠かさず必死に食べた。

それからおよそ二か月後。いつものように待合室で順番を待っていると、一番に呼ばれ医者から先日の検査の結果が知らされた。「もう大丈夫だよ。ガンが消えている」

おもわず小躍りした。その日はちょうどクリスマス。戸井夫妻にとって涙の出るほどうれしいプレゼントとなった。

夫妻は玄米発酵食品をすっかり信奉するようになり、その後は食べる量を大幅に増やした。一日に三十包くらい食べることもあった。

そのかいあって、理津子さんは平成十四年十二月に長女、加奈子ちゃんをみごとに出産。二四一四gと小柄だったが、今は標準児に成長している。足腰が強い加奈子ちゃんは早くも動き回り、目が離せなくなってきた。玄米発酵食品も好物だという。泣き声がとても大きいのは「元気」の証明だ。

「私、子どものころから見た目には健康そのものでした。でも、お米はあまり食べず、加工食品ばかりで食も細かった。牛乳が大好きで水代わりでしたよ」
今、考えると、バランスを欠いた不健康な食生活を続けていたことに気づく。

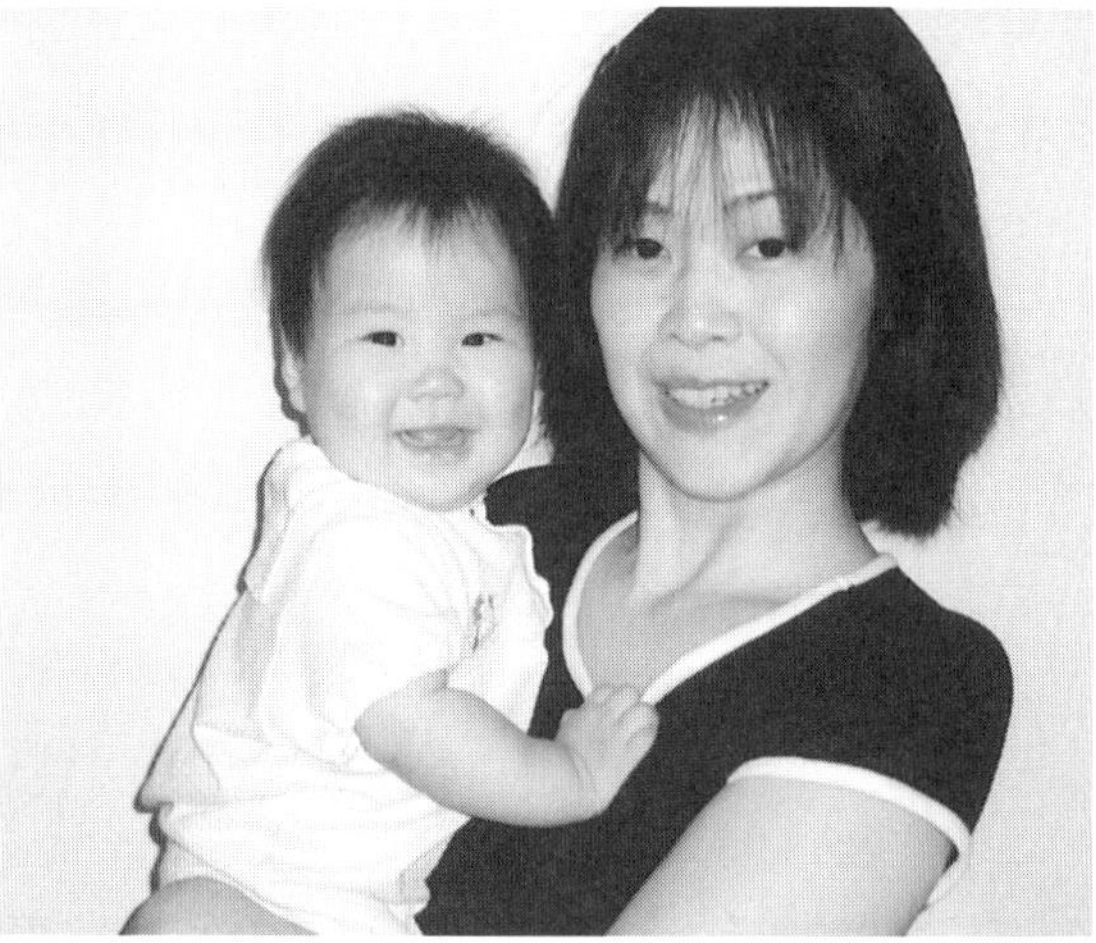
戸井理津子さんと加奈子ちゃん

「実は虚弱体質だったんです。冷え症、アレルギー、激しい頭痛と生理痛、胃腸も弱かった。薬を手放したことがありません」
理津子さんは鎮痛剤を飲みながら出社もできなかったほど、健康を害していたこともあったという。
十代から二十代にかけての不健康が不育症とどう関係するかはわからない。しかし、子宮発育不全の疑いがあった理津子さんの体験から学べることは、本来の女性の機能が十分に働くには、健康体であることが何より重要だということだ。
理津子さんの食事の中身は、昔とはまっ

たく違う。お米と季節の野菜などがほとんどを占め、ご飯大好き、納豆大好き人間になってしまった。

「十年もかかって願いはやっとかなえられたけど、今はこれでよかったと思っています。虚弱で不健康な体のまま出産していたら、子どもも私自身も不幸になっていたでしょう。主人にも迷惑をかけただろうし。きちんと育てられなかったと思います。健康を取り戻したよい時期に娘が生まれてくれた、と主人と話しているんです」

不妊、不育に悩む人たちに伝えたい、と理津子さんは言う。

「落ち込むときはどん底まで落ち込んだらいい。でも、決してあきらめないで。赤ちゃんをこの手で抱いたところを思い浮かべ、そうなりたいと願い、念ずるなら、夢はかなうものなのです」

イボが消え、八年ぶりの出産

掃部《かもん》京子さん（大阪府枚方市）

ひょうたんから駒というたとえがある。大阪の枚方市に住む掃部京子さん（37）は、奇跡が起きたとうれしそうに語る。

平成十四年の正月明けのこと。両手の指周辺にイボができはじめた。最初はあまり気にすることなく「どこか体の調子が悪いのかも」ぐらいに思っていた。ところが、そのうち消えていくはずのイボはどんどん増え、二十個以上になってしまう。

みるみるうちに両手指がいびつになり、まるでマンガに出てくる怪獣の手のようになってしまった。ゴツゴツした感じで「とても人前には出られない」と京子さんは思った。

看護師として働いた経験のある京子さんは、病院での治療には限界があることを知っていた。イボを冷凍凝固して焼く治療法がとられるのだが、「それはあくまでも一時しのぎ。体質を変えないとまたぞろイボは出てくるんです」と弱り果ててしまった。

同居する姑《しゅうとめ》、幸子さんのすすめで、ある健康食品会社の健康講座に参加してみた。健康づくりの普及活動に一生懸命打ち込むスタッフから「イボは魚を多く食べる人によく出ます。きっと栄養のバランスがよくないのでは」と指摘される。

京子さんはさっそく栄養補助食として玄米発酵食品をやや多めに食べることにした。一日に十八包（スピルリナ入り、霊芝《れいし》入り、グルカン入りを六包ずつ）を食べて三か月を経過したころにイボは少しずつ姿を消し、四か月を過ぎると、すっかり消えてなくなってしまった。

「いや、驚きましたよ。半分だまされたような気持ちで食べはじめたのだから」

イボがきれいに消えたことに、京子さんはハッとする。

その二年前、京子さんは不妊治療のためにおよそ一年間病院通いをした。「規則正しい排卵がない」とのことで排卵誘発剤の投与を中心に治療を試みたが、その効果は現われず、「もう赤ちゃんは無理」と治療を断念し、妊娠・出産をあきらめた経緯がある。

夫、尚彦さん（37）との間には二人の娘がいる。長女、小学四年生の亜衣ちゃん（10）と次女、小学二年生の佑衣ちゃん（7）。夫妻は「子どもは三人ぐらい。にぎやかな家庭がよい」と結婚当初から話し合っていた。

順調に二人の娘に恵まれたのに、三人目がなかなか授からず、京子さんは「もう一人、できることなら男の子を」という尚彦さんの言葉に押されるように、意を決して不妊治療に臨んだのだった。

「あのイボが跡形もなくなったのだから、排卵が来るかもしれない」と、淡い期待を抱いて玄米発酵食品を食べ続けた。

食事の内容も徐々に変える。サバ、サンマ、アジなど好物の青魚は週に一度だけ、牛乳などの乳製品も量が少なくなった。代わって野菜が食卓の中心になり、ダイコン、レンコンなどの煮たき物、野菜サラダが増えた。朝食のパンはご飯に代わり、みそ汁が毎日のメニューに加わった。

「今までの食生活をがらりと変えたわけではないですが、これまで多かった食材を減らした分を野菜に切り替えたというところでしょうか」

ゆっくりと着実な食事改善を実践してみた。これが体質改善を促すのに、功を奏したのかもしれない。イボ完治から四か月過ぎた十月、京子さんは妊娠したことがわかった。

「奇跡を呼び起こしてくれたんですね。玄米発酵食品が引き金になって食の改善を促してくれ、私の体質そのものを改善してくれました」

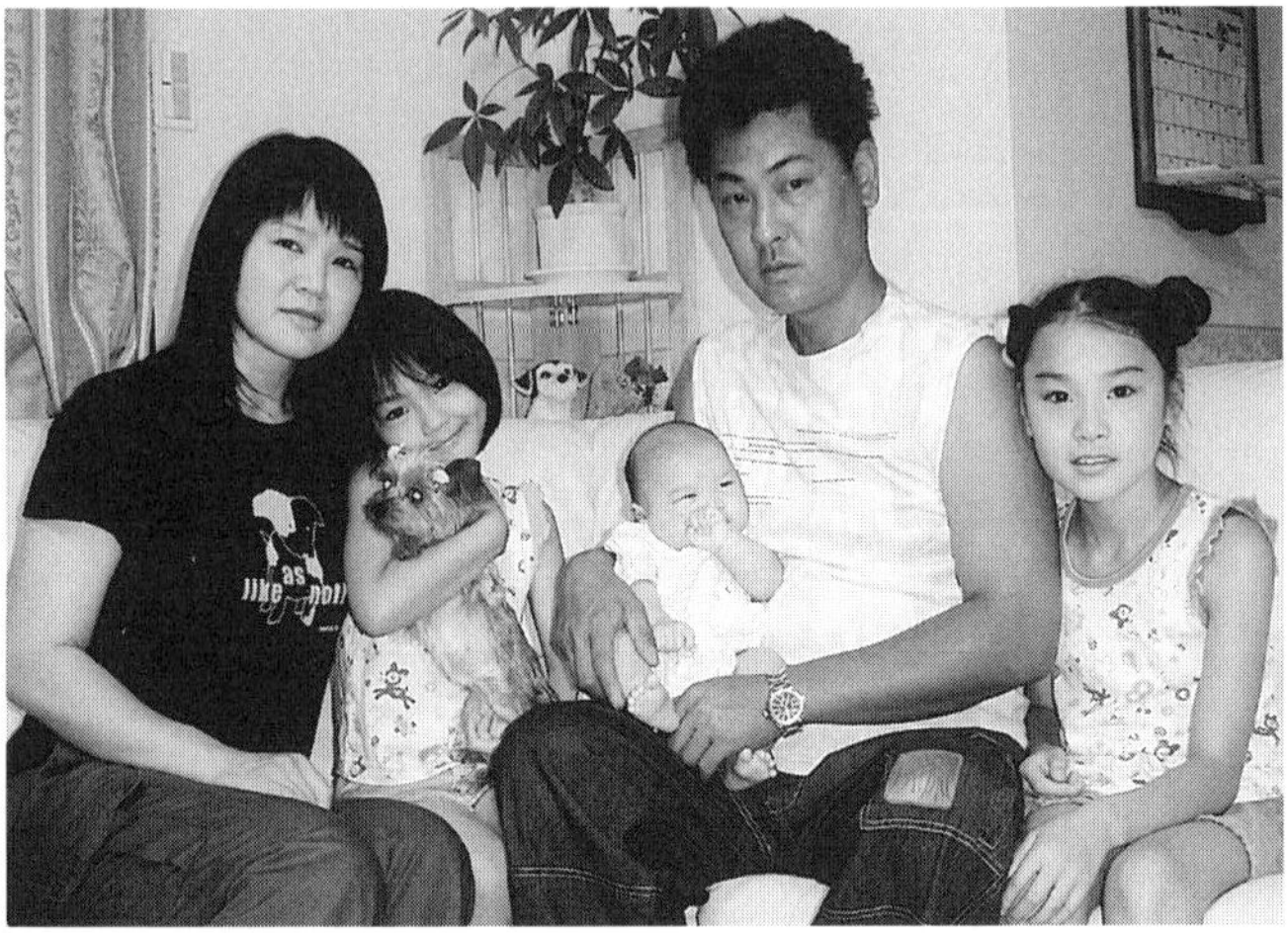
掃部さん夫妻と３人のお子さんたち

京子さんは率直に喜びを語っている。

平成十五年七月三日。待望の第三子が誕生した。それも希望どおりの男の赤ちゃん。三三九〇ｇの元気な赤ちゃんは、託矢《たくや》ちゃんと名付けられた。

尚彦さんはうれしくてたまらない。

「上の子二人のときは手伝ってくれなかったのに、早めに帰宅してお風呂に入れてくれ、ミルクも飲ませてくれるんです」と京子さん。

二人のお姉ちゃんは最初はおもちゃのように弟を扱っていたが、今では小さいママになった気分。あれこれ世話を焼く。

掃部一家は二階に長男一家、そして一階に両親が住む二世帯住宅。一九五〇年代の懐かしい日本の平均的な家族の風景に満ちている。掃部家は託矢ちゃんの登場で一段とにぎやかに楽しくなった。

尚彦さんはアウトドア派でスポーツマン。息子を一日も早くキャンプに連れ出し、キャッチボールをやるのが夢だった。夢の実現はもうすぐ。

「夢をかなえられることになって、私、幸せです」京子さんの顔も美しく輝いている。

結婚十五年目の大逆転

三俣《みつまた》晴一郎さん（東京都）

三俣晴一郎さん（46）のいたずら盛りの長男（2）は、人一倍しっかりした目をカッと見開き、今日も家の中を、公園を元気に歩いている。

「わが家の暴れん坊将軍はいつも元気いっぱい。油断もスキもありません」

晴一郎さんの妻（41）は、意気揚々と子育てに励んでいる。楽しくてたまらないといった感じだ。

三俣さん夫婦は、結婚十五年目にして待望の赤ちゃんに恵まれた。二人はその日、平成十三年十二月一日を胸に深く刻み込んでいる。晴一郎さんは歓喜のあまり、全身がブルブルと震えたことを忘れない。

五年前の八月八日、この日は妻の誕生日だった。晴一郎さんの母、秀子さんから恒例のプレゼントが宅配便で届く。これが玄米発酵食品との最初の出会いだった。

このプレゼントが後に、待望の赤ちゃんをもたらすことになろうとは、二人はまだ知る由もなかった……。

秀子さんは昔から健康に強い関心を持ち、とくに玄米食の素晴らしさを理解していた。晴一郎さんは、少年時代に母が圧力ガマで玄米ご飯を炊いて食べさせてくれたことを覚えている。しかし、炊くのに手間ひまがかかるのと、見た目が悪く、おいしくないのとでいつの間にか食卓から姿を消した。

あれから三十数年。秀子さんはふたたび玄米の大切さを教えてくれる人と巡り会った。玄米を発酵させて食べやすく、かつ栄養ふんだんの玄米発酵食品の普及活動をしている、群馬県伊勢崎市の有限会社ユースメイト社長、富岡勲《いさお》一さんだ。

富岡さんにすすめられて玄米発酵食品を食べはじめた秀子さんは、日一日と不調だった体が健康を取り戻し、ダイエット効果も出てきたという。

「これで長男夫婦にひょっとしたら子どもが授からないかしら」奇跡への願いの込められた贈り物はこうして妻の手元に届いた。

二人はその日から毎食ごとに三包ずつの玄米発酵食品（スピルリナ入り）を食べ続ける。

当時の妻は持病に悩んでいた。アレルギー体質で手の平はカサカサ、血のにじむこともしばしば。「彼女の手を握るとサメ肌のようでザラザラの触感でした」と晴一郎さん。春は花粉症に悩まされる。目がいつもショボショボし、鼻も「トナカイさんのように赤く」はれ上がってしまっていたという。人知れずがんこな便秘にも苦しんでいた。それに加えて不妊の心配。

そんな妻が、半年ほどして晴一郎さんに「私、なんだかこのごろお腹の調子がいいの。便通も快適なの」とにっこりして伝える。さらに一年ほどして、サメ肌の手はスベスベに変わり、花粉症も見違えるように軽減された。

一方の晴一郎さんはそのころ、大手出版社勤務で一か月のうち半分は全国を飛び回る出張が多かった。働き過ぎの仕事のあとに、酒と深夜の食事の毎日。これでもか、これでもかと体を痛めつける生活だった。生活習慣の乱れは見た目にも明らかで、いつしか肥満体の仲間入りをしていた。

当然のように、高血圧症になった。血圧の上が一七〇を超えることもよくあった。人間ドッグで精密検査をすると、立派な生活習慣病と診断され、降圧剤の内服を医者に命じられたが、晴一郎さんは聞く耳を持たない。

だが、母の教えには忠実な息子は、玄米発酵食品だけは食べ続けていた。

半年後、会社の健康診断で驚くべき事実を知る。なんと血圧が下がっていたのだ。上が一三五、下が八六。一年後には上が一二二、下が七四と正常値になった。体重も七二kgから六二kgに落とせた。

「高血圧とおさらば。体中に精気がみなぎってきましたよ」晴一郎さんにも笑顔で暮らせる日々が訪れた。

三俣さんの妻は結婚当初から子どもをほしがってきた。しかし、赤ちゃんへの強い思いとは裏腹になかなか授からない。二度の流産という悲しみにも遭遇した。

「これはキツい経験でした、私にとっては。特に二度目は……。悲しくて辛くて。泣きじゃくって主人に謝ったことが、きのうのことのように思い出されます。もちろん主人は『君のせいじゃない』と言ってかばってくれましたが」

新しく生まれてくるはずの命が失われる、それも自分のせいで……と、彼女は自分を責めて苦しんだ。

こうして二度の喪失体験は不妊ストレスを高めていくことになる。

晴一郎さんの妻は三十歳を過ぎてから不妊治療を始める。三つの病院を転院し、時間とお金をかけた検査と治療に明け暮れる日が続く。

子宮筋腫が見つかり、さらに子宮内膜症という診断だった。排卵誘発剤療法によるHMGやHCG（ホルモンによって排卵を促す）の投与をはじめさまざまな注射、内服を試みたが効果はなかった。

試験管ベビーの体外受精、さらに一歩進んだ顕微授精などいろいろな方法も試してはみたものの、どれも成功はしなかった。

気がついてみたら、治療を始めて七年が経っていた。

だが、ともすれば暗く沈みがちな三俣家に、コウノトリは突然やって来た。平成十三年の三月、妻がみごもったのだ。三度目の流産の危機を乗り越えて、お腹は順調に大きくなっていった。

結婚十五年目の奇跡が起きようとしていた。二人は毎日励まし合って、出産の日を迎えた。「母子ともに元気ですよ」と伝えてくれた助産婦さんの言葉がどれほどうれしく、ありがたかったことか。晴一郎さんは「流産で着床しにくくなっていた妻の体は、玄米発酵食品のお陰で健康を取り戻していたのです」とその効能を信じて疑わない。

二人は玄米発酵食品を愛食するかたわら、食の改善に必死で取り組んだという。

三俣さんの妻は洋食派で、パン、肉、牛乳、チーズなどの乳製品を好んでいたが、今はすっかり和食党に変わった。パン食からビタミン・ミネラルを残した五分づき米へと主食をチェンジしたのだ。「三白の害」と晴一郎さんが呼んでいる白米、白パン、白砂糖は食べるのをやめた。同じく肉や乳製品も避けるようになった。

株式会社玄米酵素が推奨している「ま‐ご‐わ‐や‐さ‐し‐い‐こ」（豆、ゴマ、ワカメ、野菜、魚、シイタケ、イモ、酵素）の食材の組み合わせ（125頁参照）にも苦労をおしまない。その食生活は、昭和三十年代の日本の平均的家庭の食卓に限りなく近い。小魚、納豆、海藻、根菜類の煮物、豆乳といった具合だ。

「玄米発酵食品によって、自然の法則に沿った食というものがいかに日本人にとって大切か、よくわかるようになりました。十五年目に子宝を授かったこと、それは玄米発酵食品なしでは考えられないのです。目からウロコが落ちました。多くを学ばせてもらいました」と、彼女は熱い気持ちで感謝している。

暴れん坊将軍の長男はすでに公園デビューを果たし、友だちがたくさんできた。

「子どもはまだか」「孫はまだか」のプレッシャーからは、完全に解放された。妻が昔の明るさを取り戻してくれたのが、晴一郎さんにはうれしい。

「子どものいないあのような生活を続けていれば、きっと家庭は崩壊したでしょう。子はかすがいと言うけれど、夫婦仲はぐんとよくなりましたよ」ちょっとてれる晴一郎さんだ。てれることはない。結局は、二人の強い意志と努力が実を結び、十五年目の奇跡を起こしたのだから。

不妊症の治療費は高すぎる

不妊治療は時間的にも経済的にも負担が大きい。そして精神的な負担が加わる。まず時間的なことを言うと、一般的には治療に約二年はかかる。検査と治療はほぼ並行して進められ、それは月単位で進む。妊娠のチャンスは月に一度なのでそれはやむをえないが、したがって治療は長期戦にならざるをえない。

一般治療で赤ちゃんができれば、それにこしたことはないのだが、それで駄目なら体外受精などの高度医療が必要となり、四、五年程度の治療期間が必要だ。

そして、問題なのが治療費。人によって治療内容が異なり、病院によってもバラツキがあるので一様には言えないが、「金銭的な負担は大きい。途中で高度治療をあきらめなければならないこともある」と、経験談を語ってくれる人も多い。

三俣晴一郎さんの妻の場合は、通算して七年間治療を続けた。

検査と治療が並行し、あっという間に二年が過ぎる。たび重なる内服と注射でその腕はドス黒く変色し、皮ふが硬くなってしまうほど痛々しい跡が残る。三年目以降は、一般的な治療から高度治療へ進んだ。

排卵誘発剤投与などまでは医療保険が適用され、自己負担は三割で済んだ。しかし、体外受精や顕微授精は保険の適用から外れ、金額が自己負担になる。人工授精もそうだ。

三俣さん夫婦は、体外受精に五度挑んだがいずれも失敗。さらにステップアップして顕微授精を二度やってみたが、これも実らなかった。

「治療費は三百万円はゆうに超えました。顕微授精に及んで、原因は自分にあると知ってショックでした。それ以上に妻の心身に大きな負担もかけたと思います」と晴一郎さんは言う。加えて治療代がかさみ、家計を圧迫するようになり、くじけそうになった。だが、晴一郎さんの場合は母からのプレゼントで幸を得た。

しかし、経済的負担に耐えられずに、治療断念に追い込まれるといったケースが多いのも事実。今回、不妊治療と食生活の改善を組み合わせて赤ちゃんを授かった人の中にも、高額な治療費に音をあげる人もいた。

具体的には、どれ位の費用が必要なのか。

体外受精は今でこそ不妊治療のポピュラーな方法と認知されているものの、体外受精で生まれてくる赤ちゃんは年間約一万二千人（二〇〇二年）に過ぎない。費用は、研究的に行っている大学病院では二十万円というところもあるが、三十万円～五十万円かかる。

細い針を使い精子を卵子に送り込む顕微授精は比較的歴史が浅いこともあり、費用は流動的だが、体外受精の基本的な費用プラス五万円～二十万円といったところだろう。回数が増えるといくらか割安になる。

「少子化が社会問題になっているのに、どうして不妊治療に保険がきかないのか」という疑問や怒りの声が高まっているのも事実。

「不妊は病気ではないが正常ではないという意味で、保険を適用してよいのではないか」と、坂口厚生労働大臣が前向きな姿勢を示したが、与党の実力者の中には「不妊は病気ではない」という従来の見解を盾に、猛反対の意見が強く、保険適用は見送られている。

しかし地方自治体の中には、不妊症の治療費を助成するケースが拡大しつつある。歓迎したい動きだ。次の頁の表に示したように全国で四府県、五十三市町村で助成が決定している。

先進的な治療を行っている若手医師の一人は「ヨーロッパでは体外受精を公費負担する国もある。高い費用がネックとなり、治療を中断する方がいるのは承知しており、現場で悩むことも多々あります。健康保険の適用、公費負担を真剣に考える時期に来ています」と現状をとらえている。

国もようやく重い腰を上げ、来年四月から保険適用外の体外受精と顕微授精に年間十万円の一定額を助成することになった。

不妊治療助成状況（平成15年8月佐賀県調査）

【都道府県実施状況】

	都道府県名	対象治療内容		助成内容・補助率等
		保険適用	保険対象外	
1	富山県		○	体外受精・顕微授精に要した治療費の1/2以内とし、夫婦1組につき年10万円を限度とする。県内の医療機関実施分のみ、助成期間の制限なし。平成15年10月実施。
2	京都府	○		健康保険自己負担額の1/2（年3万円限度）を助成する市町村に対して補助金を交付。助成期間の制限なし。平成15年4月実施。
3	佐賀県		○	体外受精・顕微授精に要した治療費の1/2以内とし、夫婦1組につき年10万円を限度とする。所得制限あり。助成期間2年。平成15年9月実施。
4	大分県		○	人工授精・体外受精・顕微授精に要した治療費の1/2以内とし、夫婦1組につき年10万円を限度とする。平成15年8月実施。

【市町村実施状況】

	都道府県名	実施市町村名	対象とする治療内容等 保険適用	対象とする治療内容等 保険対象外	助成内容等 補助率等	助成内容等 限度額(年額)・回数等
1	北海道	美幌町	○	○	費用の1/2	1回10万円、4回まで
2	山形県	温海町		○	費用の3/10	15万円、2年目まで
3	栃木県	栃木市		○	費用の1/2	2年間で50万円まで
4	埼玉県	秩父市		○	費用の1/2	3万円
5		横瀬町		○	費用の1/2	5万円
6	新潟県	上越市	○	○	治療及び検査費用の3/10	8万円、2回まで
7	富山県	小矢部市	○	○		2年間で50万円まで
8		福光町	○	○		2年間で50万円まで
9		上市町	○	○		年30万円を3年間まで
10		大沢野町		○		年10万円・期間制限なし
11	石川県	川北町		○	費用の7/10(基準額100万円)	
12		辰口町		○		無
13		白峰村		○		70万円
14		輪島市		○		70万円
15		根上町	○	○	費用の1/2	1治療につき15万円(年内に受ける治療すべて)
16	福井県	勝山市		○	費用の1/2	年50万円
17	長野県	日田町		○	費用の3/10	8万円、2回まで

	都道府県名	実施市町村名	対象とする治療内容等		助成内容等	
			保険適用	保険対象外	補助率等	限度額（年額）・回数等
18	長野県	佐久町		○		年1回・10万円・2回まで
19		南牧村		○	費用の1/2	年10万円
20		南相木町	○	○		年30万円
21		八千穂村	○	○	費用の3/10	上限10万円3回まで
22		青木村		○		年30万円100万円まで
23		岡谷市	○	○	費用の1/2	年10万円
24		原村	○	○	費用の1/2	年10万円
25		松川町		○	費用の1/2	年15万円
26		松本市	○	○	費用の1/2	年8万円2回まで
27		山形村	○	○	費用の1/3	年8万円
28		戸倉町		○	費用の1/2	年10万円
29		上山田町	○	○		年10万円
30		須坂町	○	○	費用の1/2	年10万円
31		小布施町	○	○	費用の1/2	年10万円
32		飯山町	○	○	費用の1/2	年10万円
33		中野市	○	○	費用の1/2	年10万円
34		阿智村	○	○	15年度から開始予定	年15万円
35	岐阜県	福岡町		○	費用の1/2	10万円、5年間まで
36		加子母村	○	○	費用の2/3	15万円限度

37	愛知県	一宮市	保険適用の検査について			1万5千円～2万円
38		豊山町				
39		師勝町				
40		西春町				
41	三重県	四日市市	○	○	費用の1/2	10万円、2年間まで
42		美杉村		○	費用の7割	70万円
43	滋賀県	竜王町	＊（検討中）		15年度から開始予定	10万円
＊	京都府	全市町村予定	○		15年度から開始予定	
44	岡山県	新見町		○		有
45		井原町		○		有
46		湯原町		○		有
47		新庄村		○		有
48	山口県	むつみ村		○	15年度から開始予定	10万円
49	熊本県	白水村	○	○	治療および検査費用	10万円
50		長陽村	○	○	治療および検査費用	10万円
51		南小国町	○	○	治療および検査費用	10万円
52	大分県	宇佐市		○	費用の1/2	10万円
53	鹿児島県	長島町	○	○		有

＊回答内容からは、保険適用か保険対象外かが明確ではなかったもの。

合計　都道府県　4ヵ所（うち、保険対象外　3ヵ所）
市町村　53ヵ所（うち、保険対象外　48ヵ所）　計57自治体

克服体験の記録 PART2

悲願の子宝を授かるまで

岩村真理子さん（新潟県長岡市）

「夢のようです。自分の子の手を引いて散歩しているなんて。本当にそう思います。あきらめなくてよかった、本当に」岩村真理子さん（39）は、喜びいっぱいの表情で長男、武琉《たける》ちゃん（1歳7か月）の活発な動きに目を凝らす。

岩村憲一さん（43）と真理子さん夫妻は、結婚十三年目にして子どもを授かった。苦節十三年。その道のりは遠く険しいものがあったが、悲願の宝物を授かるまで夫妻はどんなときにもあきらめることなく、くじけることなく共に歩いてきた。

平成七年に真理子さんは妊娠したことがある。待ちに待った赤ちゃんが生まれる。二人は喜びいさんで出産の準備に取りかかった。しかし、無情にも子宮腔外に受精卵が着床してしまった子宮外妊娠で流産してしまう。

すっかり落胆してしまった真理子さんだったが、憲一さんから「また二人でがんばろう」と言われて元気を取り戻す。流産のとき、三十一歳になっていた真理子さんは内心「もう無理かも。夫も体が弱いし」と、あきらめかけたという。

勤め先の同僚に不妊のことを話すと「まず母体が健康なことが一番大事なこと」と言われ、健康づくりをサポートしてくれる玄米発酵食品を取り入れてみては、とすすめられた。

「私はとても信じられなくて。でも、主人が乗り気でした。主人は重い花粉症に悩んでまして。不整脈で時折じん麻疹も出るアレルギー体質でした。その体質をどうにかして改善したい、健康な体になりたいという強い気持ちがあったんです」

真理子さんは、結婚三年目の平成四年に不妊治療をしている。簡単な検査で「あなたはまだ若いのだから大丈夫」と言われた。病院の治療法に多少の不安が残ったので転院したら、そこでは卵巣と卵管にやや異常が認められ、排卵誘発剤の投与を行った。その後、漢方薬療法を実行したものの、一度流産してからは妊娠の成果は得られなかった。

一方、憲一さんのほうは玄米発酵食品が功を奏したのか、体調が少しずつよい方向に向かいはじめる。積極的に食べ続けるだけではなく、株式会社玄米酵素のスタッフや代理店が正しい食生活、真の健康を誠実に追求する姿勢に共感し、真剣に健康づくりに取り組むようになった。

真理子さんは玄米発酵食品を食べたり食べなかったりを繰り返していたが、夫の体質の変化を見て自分自身も「もしかしたら体調が変わるかもしれない」と思いはじめ、平成十二年ごろから憲一さんとほぼ同じ量を愛食するようになる。スピルリナ入り、霊芝《れいし》入り、グルカン入りの三種類を一日に六包、摂り続けた。

また、それと並行して塩谷信男さん（医学博士）が提唱する「正心調息法」も実践した。塩谷さんは満百一歳。六十年に及ぶ玄米・菜食中心の食生活と、自ら編み出した呼吸法と想念で百歳長寿を元気はつらつと迎えた日本でも有数の医学者である。

「正心調息法」は腹式呼吸だが、一般のそれとは少し違う。大きく息を吸い込んで吐き出す際に、おヘソと肛門にぐっと力を入れる。それを十分ほど繰り返す。その動作中に、実現したい想いを強く過去形で念じるのである。真理子さんの場合は「私は立派に妊娠した」

「元気な赤ちゃんを産むことができた」という具合に想いを込める。

思うところあって平成十三年春、真理子さんはホームヘルパーの資格を取る。「ボランティアで生涯介護の仕事をしていこう」と思い立ったのだ。人のために尽くし、お役に立ちたい。人生の新しい目標がまた一つできた、と真理子さんは思ったという。

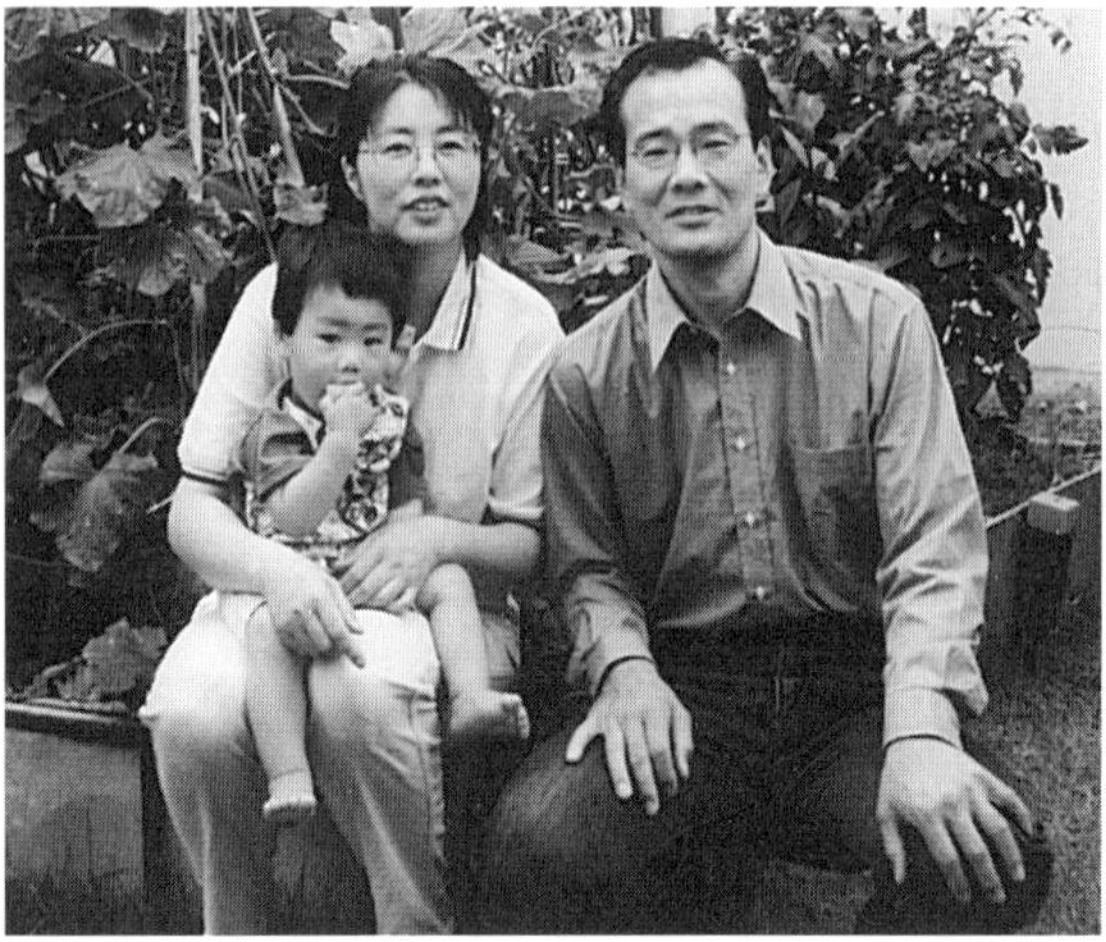
岩村さん夫妻と武琉ちゃん

また、食の改善により三十五度台と低かった体温が三十六度になった。人間は三十六度五分くらいないと正常に機能しないそうだ。

すると、まもなく妊娠した。流産を経験しているし年齢のこともある。心配もしたが、うれしさが体中に染みわたるようだった。早産の気配もあって順風満帆とはいかなかったけれど、真理子さんは「正心調息法」が妊婦の運動に適っていることも知っていたので、着床のイメージトレーニングに精を出した。

お腹で赤ちゃんが胎動をはじめたころ、ひらめいたものがある。それは「タケル」という名前だ。まだ、男児と判明していなかったのにタケちゃん、タケちゃんと言ってはお腹をさすり、オリジナルの歌もつくって出産まで口ずさみ続けた。

そして無事に出産。タケちゃんは「武琉《たける》」と命名された。機敏に体が動く元気な子だ。母乳から豆乳に代わっている。

「主人のお陰です。主人が受け入れた玄米発酵食品がきっかけを与えてくれ、私たちは長年の食生活を切り替えることができました。健康食品は山ほどあるけれど、食事の改善までは普通言ってくれませんよ」と真理子さんが言えば、憲一さんも「肉大好き人間が今じゃ肉も魚も食べません。水俣病もイタイイタイ病も元を正せば食品の選び方です。これまでの添加物だらけの食事が間違っていたと僕は反省しています。自然に適った正しい食生活をすれば、アレルギー体質だって改善できるのですからね」と語る。

前にも述べたように、玄米は栄養の宝庫といわれる。私たちがいま主食としている米は白米。精白した胚乳部分だけを食べている。ブランド米だろうが非ブランド米だろうがそれは同じ。胚乳以外の表皮と胚芽はそぎ落とされている。

しかし、実はこのそぎ落とされた表皮と胚芽に、一粒の玄米が有するビタミン・ミネラルの九五％が含まれている。大事な栄養分、しかも現代人に欠けているといわれるビタミン・ミネラルは捨てられているのだ。

どうしてこんなことになったのだろうか。ひと言でいえば、玄米は調理に手間がかかり、その割には食感が悪く、おいしくないということのようだ。だが、岩村さん宅では玄米をおいしく食べている。「圧力鍋を使えばＯＫです」と憲一さんは自信たっぷり。

真理子さんは、長く辛かった日々に耐え、年齢という障壁にも負けず、忍耐強く妊娠、出産にたどりついた。

「食の大切さを身をもって知りました。私は打てば響くタイプじゃなく、それを理解するのに時間がかかりましたが。私たちは日々生きていますが、大自然の一部として生かされているのですね。自然から外れた生活、特に食生活習慣が人間の健康をどれほど損なうものか、恐ろしいことです」

真理子さんの体験は、これから妊娠する女性や不妊と闘う人たちへの警鐘でもある。

少年時代から体が弱かったという憲一さんは、今や健康面では誰にも負けないと自信満々だ。「百二十歳の寿命を全うする」という頼もしさ。確かに旧約聖書の「創世記」で神はノアに言っている。「人間の命は百二十歳とする」と。

医師も驚いた奇跡的な妊娠

佐藤真乃さん（群馬県富岡市）

佐藤真乃《まきの》さん（31）は、二〇〇三年十月十日に女児を出産した。長女、佑津希《ゆつき》ちゃんは、母乳だけですくすくと育っている。一か月検診でも優良児の太鼓判を押された。

過去を振り返って、重苦しく長い道のりだったと、真乃さんは当時の辛さを忘れない。四年ほど前、生理痛が年々強くなってきたので、子宮内膜症かもしれないと不安になり、病院へ行った。

色々な検査を経て腹腔鏡《ふくくうきょう》検査をした。腹壁に小さい穴をあけて、そこから内視鏡を入れ子宮や卵管の障害を診る検査だ。その際、内臓の色が良くないことを指摘された。

そして、この検査で真乃さんは心に大きなダメージを受ける。卵管がつまっているというのだ。卵管閉塞というのだが、両側とも完全にふさがっていれば、卵子と精子が出会うことができない。つまり不妊確定だ。

当時から雑誌の不妊に関する特集などを読んでいたので、それでもあきらめることはない、治療の方法はあるはず、といちるの望みをつなぐ真乃さんだった。しかし、その望みさえ尽きる日が来る。

「九九％自然妊娠はないよ」と医者から絶縁状をつきつけるような言葉を聞いたときだった。それが平成十三年の春。

「もう体外受精しか残されていない」真乃さんは覚悟を決めた。

体外受精とは、精子と卵子を体の外に取り出し、試験管の中で受精させ、受精卵を子宮内に戻す不妊治療、いわゆる試験管ベビーともいわれる。しかし、この方法で間違いなく妊娠すると思うのは早まった考えだ。日本での妊娠成功率はまだ一桁台ともいわれる。一度で成功することはまず考えられない。

費用も、一回につき三十万円～五十万円と高い。真乃さんは百五十万円を用意しなくてはと決心を固めた。

真乃さんは当時まだ独身だった。それなのに不妊治療に真剣にチャレンジしたのには理由がある。愛する男性はグループ介護ホームの経営をやがては継ぐ佐藤慎《しん》さん(25)。跡取り息子の慎さんも真乃さんも、子どもができないことがわかっているのに「結婚したい」とは言い出せなかった。

慎さんの母、近子さんはそのあたりの事情について「二人が結婚を望んでいるのはよくわかっていました。主人とは最終的に結婚は二人の問題。孫はいなくてもしようがない。と話していたんです」と語る。

不妊と対決しつつ、真乃さんは介護福祉士の資格をとり、介護施設で近子さんの指導を受けながら働きはじめる。

真乃さんは激痛を伴う生理痛に悩んでいた。なんとかして生理痛を取り除いてやりたいと考えた近子さんは、自分もこれで健康体を取り戻したという玄米発酵食品を「半ば強制的に食べさせた」という。

すると三か月後、生理痛はウソのように軽くなった。

「信じられませんでした。暗いトンネルにかすかな明りが灯ったようでした」

真乃さんは体の変化にびっくりした。

老人介護の仕事の前は保母さんの経歴を持つ真乃さん。仕事もハードだったが「食べない、寝ない、子どもと遊ぶ」という生活だった。さらにものすごい偏食。内臓の色が悪いのも、卵管機能に障害があったのも、健康とはほど遠い生活と深い関係があったにちがいない。

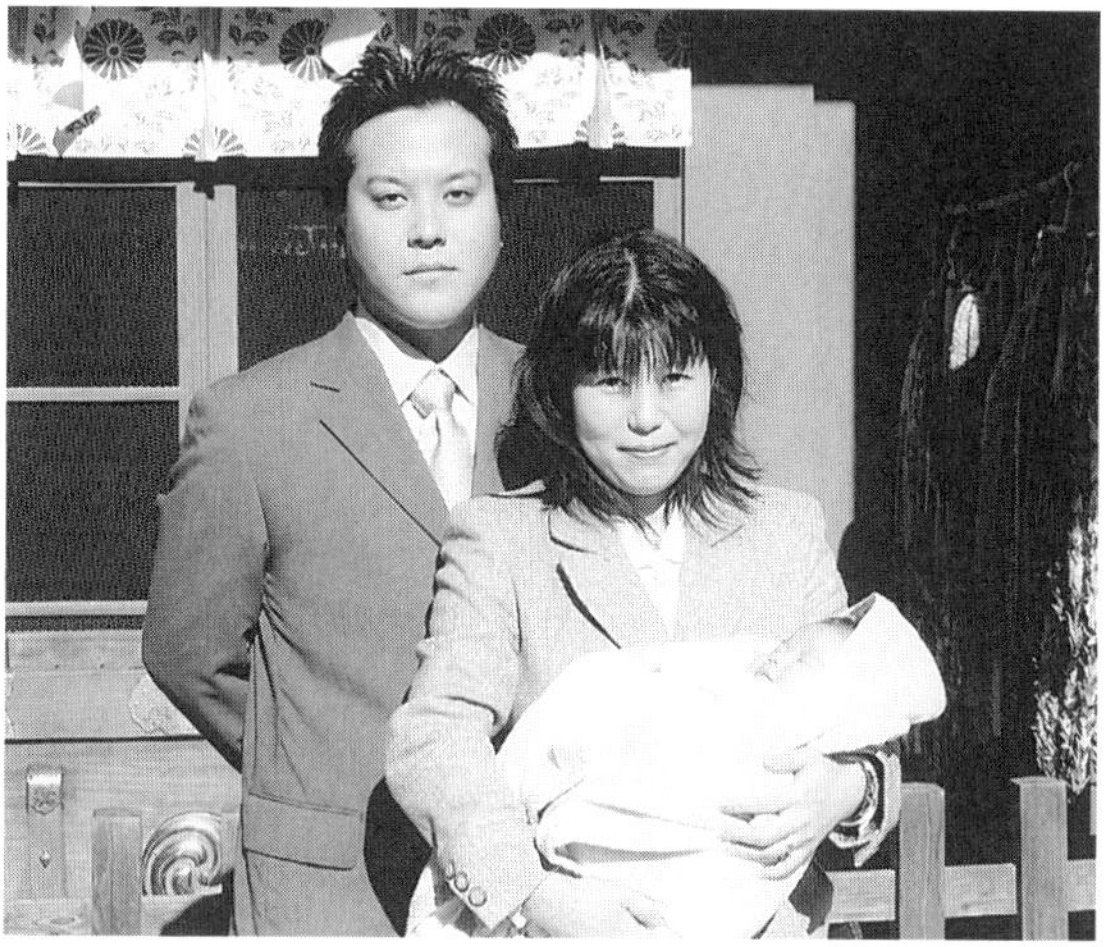
佐藤さん夫妻と佑津希ちゃん

生理痛から解放されて、真乃さんは自分で注意しながら、つとめてこれまでの生活習慣を変え、食事の改善も実行するようになる。コンビニの食べ物をやめ、野菜が豊富な規則正しい食事に変えていった。

昨年二月、体調を少し崩して病院へ行くと、黒い塊が見つかった。赤ちゃんの心臓だった。医者はこう言ったという。

「奇跡に近いことだねえ。何が間違って出てくるかわからない……」

その声は深く重いため息のようだったらしい。

その二か月後に慎さんと結婚した真乃さんは、いま佑津希ちゃんがかわいくてしようがない。松の内が過ぎて、グループ介護ホームの職場への復帰もかなった。母子ともに健やかな毎日だ。

待ちこがれた第二子の誕生

池田優子さん（長崎県諫早市）

大きな娘がいるのだからあきらめるしかないと、池田優子さん（46）は、二人目の子どもがほしいという望みを断ち切ろうとした。

流産したあとは、涙にくれた。失われた命に対するすまなさ、出産を心待ちにしてくれる夫や周囲の人々への申し訳なさがどっと押し寄せ、涙が止まらない。そのあとしばらくは続くもの悲しさが辛かった。

優子さんは四度流産している。その都度、二人目の出産はあきらめようと心に言って聞かせる。しかし、体調が少しでも回復し元気になると、またふつふつと「やっぱりもう一人産みたい」という気持ちが湧いてくるのを止めることができない。

三度目の流産後、優子さんは本格的な治療を受けた。優子さんの場合のように、一人産んだあと、流産を繰り返す例が近年は多いという。習慣性流産（不育症）という診断だったが、治療で妊娠、出産は可能と言われ、排卵誘発剤療法をはじめ、不妊治療に手を尽くした。

しかし、そのあとまたしても流産。治療の効果はなかった、と今度こそ断念した。

平成六年、体の調子がよくないため、診てもらうと子宮筋腫ができていることがわかった。生理は不順、出血が二週間以上も続くなど「さんざんで、どうしてこんな目に遭うのかしら」と悩んでいたころ、病院の帰りに友人のＡさんに会う。

Ａさんも体をこわし、通院していることは知っていたが、久しぶりに会うＡさんは顔色もよく、元気そうだった。

Ａさんが「これのお陰よ」とハンドバッグから出したものが、玄米発酵食品だったという。それ以降、優子さんは、最初は半信半疑だったが、友人の言うとおりに毎食ごとに三包ずつ食べはじめる。

すると二か月目には、貧血が治り、生理不順も軽減、調子もよくなってきた。便秘もある時期を境に、改善され快便状態を初体験した。

食事も大幅に変えたが、これには苦労が伴った。初めのうちは、食事の中身まで口出しされたようで多少の抵抗もあったという。次第に食事の改善と玄米発酵食品の両方が自分の健康づくりには不可欠であることがわかってきた。

共働きを理由にスーパーのでき合いのおかずに頼っていたのをできるだけやめ、揚げ物、肉類を遠ざけた。その代わり根菜類の煮物や生野菜が増えた。体にいいと信奉して食べてきた牛乳や乳製品も徐々になくなり、ふだん使っていた調味料も変わった。しばらくすると池田家の食卓は、和食に衣替えした。

三か月後の検診で「どうしたのかなあ。筋腫がこんなに小さくなっている」と医者が驚いたという。医者は「治療の成果でしょう」と言っていたが、優子さんは玄米発酵食品の成果と確信した。

「もっと続けてみようと継続したら、それから半年後に思いもかけず、妊娠したんです」。優子さんはつい昨日のことのように声を弾ませた。実際はもう九年前のことなのだが。

しかし、手放しで喜んではいられない。流産の心配、不安がつきまとった。これが習慣性流産の怖いところだ。「たくさん食べ込んでみたら」とAさんに助言され、これまでの葉緑素入りに霊芝《れいし》入り、グルカン入りを加えた三種類に増量して「流産しませんように、最後のチャンスを下さい」と祈ったと、優子さんは振り返る。

どうにか持ちこたえ、出産が秒読み段階に入ったとき、医者に帝王切開をすすめられて間もないある朝、破水し自然分娩した。男の赤ちゃんだった。予定日より二週間早かった。

名前は裕将《ゆうすけ》君。いま、小学校二年生（8）だ。

優子さんの二人目の子どもがほしいという強い願いと執念が、流産の危機を乗り越えさせた。三十七歳の出産に周囲は不安をつのらせたが、その心配も振り払っての十二年目の第二子出産だった。長女、奈美子さん（20）とはちょうど一回り離れている。裕将君は幸せだ。なぜって、母親が二人いるのと同じだから。

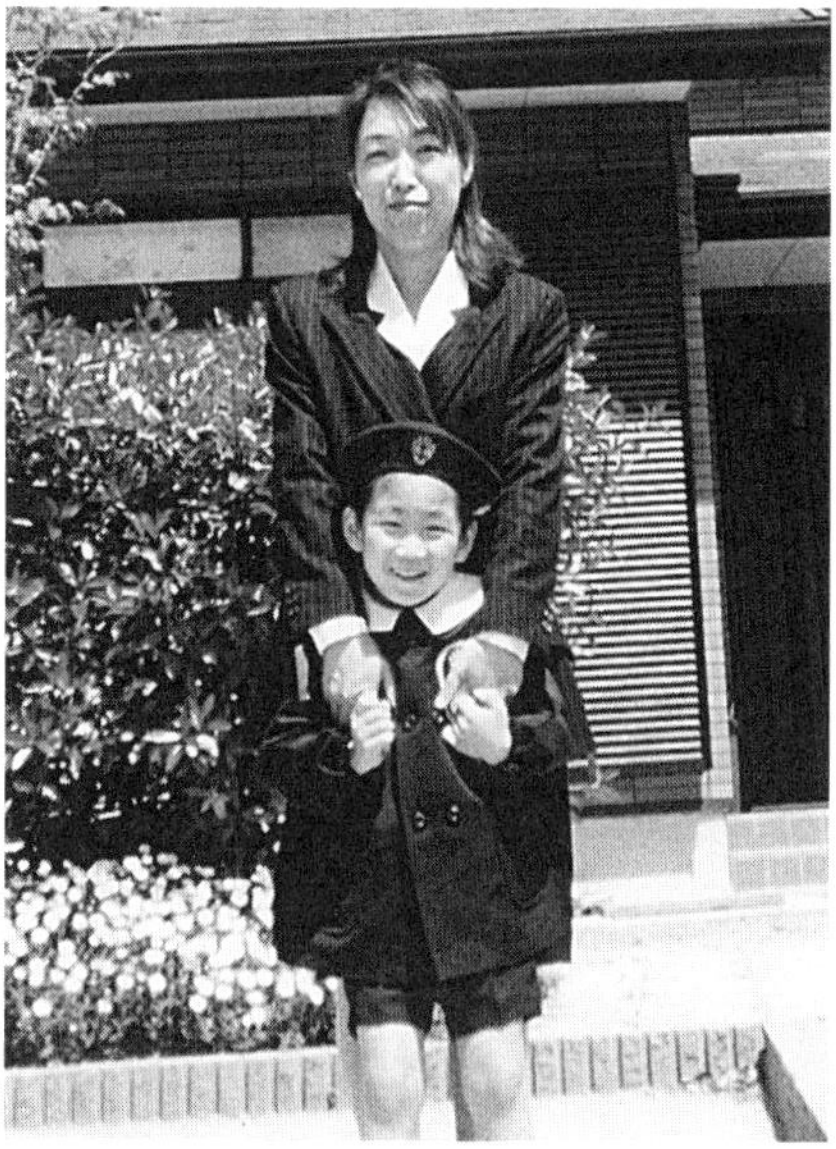

池田優子さんと裕将君（幼稚園児時代）

「一人っ子より兄弟がいたほうがいい」と、幼いころお母さんにおねだりしていた奈美子さんも、母親が苦しみながら弟を出産したことをよく理解しているようだ。

池田家の冷蔵庫から牛乳が姿を消して久しい。玄米発酵食品を食べるようになってから食の改善も着々と進んでいる。

「赤ちゃんを産むことを決してあきらめないで。でもがんばり過ぎると、結果が出なければ落ち込むからほどほどに。それにストレスをためずに、心をリフレッシュしてリラックスすることが大切だと知りました」

不妊の女性へ、優子さんからの温かいエールを送る。

医者任せにするだけでは駄目

田村明美さん（新潟県十日町市）

田村幹保《みきやす》ちゃんは、三歳と六か月になる。やんちゃ盛りの坊やだ。母親の明美さん（35）は不妊症を自ら克服し、幹保ちゃんを産んだ。

明美さんがご主人の田村潔さん（43）と結ばれたのは平成八年。潔さんは本家の長男だった。いうまでもなく、跡取り息子をめでたく産んで同居する義父母にも喜んでもらうのが、自分の務めだと明美さんは考えていた。

比較的晩婚の夫とは「子どもはすぐほしい」と話し合っていたのに、なかなか妊娠しない。二人に焦りも見えはじめて病院で診てもらうことにした。検査の結果が次第にはっきりしてきて、明美さんは強いショックを受けることになる。

医者は「ホルモンのバランスを欠いているので、このままでは妊娠は難しい」というのだ。治療を前提にさらに検査が進む中、ホルモンの働きが著しく低下していることがわかった。「あなたの体内で分泌されるホルモンは閉経女性、つまり六十歳ぐらいの女性と同じです」と言われる。

自分は二十八歳なのに、もう子どもを産めないような体になっているとは、これから新しい命を待ち受けようとする女性にとって、苛酷すぎる現実だった。

明美さんは栄養士になるため学んでいた十九歳のときに、産婦人科医に診てもらっている。当時、十代後半から二十代の未婚女性が無月経や無排卵に悩むケースが多く、明美さんもそうだった。

希望がかない、晴れて栄養士となり、栃木県の大学病院に勤めていた二十二歳のときにも、その病院で検査をしている。悪い予感を感じたとでもいうのか、無月経が相変わらず長期間続いたりする変調を自覚していたからだ。生理があっても排卵がないということから漢方治療なども施した。

とはいっても、結婚はまだまだ先のこと。自分の体は健康だと信じる気持ちの強さが、不妊症予備軍の自分の姿を否定するのはごく自然なことではある。頭の片隅に少しの不安を残したまま、献立づくりや栄養相談など、病院での職務にひたすら没頭する生活がしばらく続いた。

だが、結婚後は、「一日も早く子どもがほしい」「内孫の顔が見たい」といった夫や周りの期待は言われなくてもわかるものだ。その期待に応えたい明美さんは、必死に治療を受ける。ボロボロになっていると言われた自分の体だが、なんとしても子どもを産みたい。その気持ちはますます強くなるばかりだった。

血中ホルモン検査にはじまり、ホルモン負荷検査、基礎体温表づくり、排卵誘発剤の投与など、潔さんも協力し精液検査も試みた。最後には、医者が「これほど良い薬、強い薬を使って努力したのに妊娠しないのはおかしい」と言うほどだった。

明美さんは自信を失う。自分の体なのに思いどおりにいかない。そう感じたら、自分自身への信頼が音を立てて崩れていった。

「精神的ストレスが強まって、イラ立ってばかりという状態でした。私にとっては、通算すると十年も不妊治療をやっていたのに、いったいそれは何だったのかと思いつめてしまって」

身も心も疲れ果て治療を一時やめたとき、ある健康食品を食べた人の妊娠事例を耳にした。「私の場合、医療では駄目なのか」との思いがつのっていただけに、その健康食品に飛びついた。

「何かしなくては、という思いが強かったんです。子どもが大好きな夫を早くパパにしてあげたい。そればかりでしたから」

同じ病院で働く調理師さんには、玄米発酵食品をすすめられた。

「不思議なことなんですが、なんの迷いもなく受け入れていました。食の改善が何より大切、まず体づくりをと熱を込めておっしゃる。それに胸を打たれたせいでしょうか」と、明美さんは当時を思い返す。

スピルリナ入り、霊芝《れいし》入り、グルカン入りを一日に三包ずつ計九包。潔さんもスピルリナ入りと霊芝入りを一日に各二包食べた。食生活のほうも大きく変わる。牛乳、卵、お肉はみごとに減り、その分、地元の新鮮な野菜、豆類、海藻が増えた。

それまで栄養士の明美さんは、患者さんとその家族を前に、たびたび食事指導や栄養相談をしてきていた。「牛乳も、卵も、肉もきちんと摂りましょう」と、何の迷いもなく指導していた。

学校でも勤務先の病院でも、そう教え込まれたたし、それは絶対に正しいことと信じていた。それが重大な誤りの側面を持つと知ったときの驚き、仰天ぶりは半端ではなかったという。

「今思えばバカげているけれど、中でも私は牛乳を礼賛していたんです。牛乳飲まずにどうして健康になるのという感じ。自分自身、牛乳をたくさん飲まないと不安だったんですから」

玄米発酵食品の愛食と食生活の改善を並行して一年も経たない平成十一年秋、明美さんは妊娠を知った。

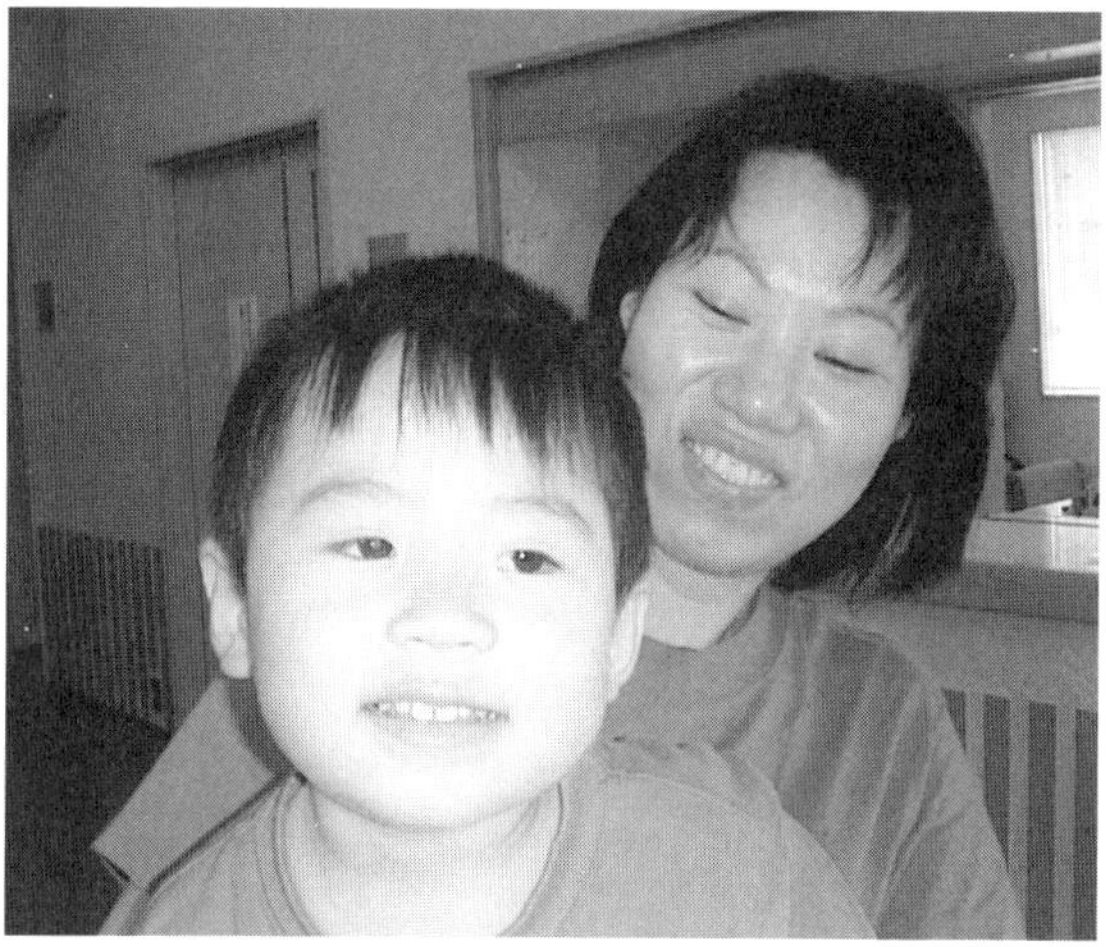

田村明美さんと幹保ちゃん

今の医療に限界のようなものを感じている明美さんは、結婚前に体の変調を自覚したとき、それをきちんと考えて健康づくりのチャンスにしなかった点は「自分のエラー」と言う。

ほとんどの医者は不妊の原因探しに奔走するだけで、患者の生活環境や体づくりへのアドバイスをしないが、患者が多く診療時間が短い現状では、原因の背景を教えたり予防医学的な指導を行ったりするのは無理かもしれないと思うからだ。

不妊症に悩み苦しむ彼女の知人は、ありとあらゆる治療を行い、数百万円の費用がかかった。体外受精に数回失敗したが、今も次のチャンスをうかがっているという。不妊治療は年々高度化し、水準も上がっているからだ。

明美さんは自分の体験をこう伝える。

「治療を始めると、お医者さん任せにしてしまうのですね。私もそうでした。でも、あなた任せの期待がつのるから、うまくいかないと必ずしっぺ返しが来る。真剣に赤ちゃんがほしいのなら、ただ治療を受けるだけでなく、自分を律して健康体づくりに挑戦することが必要です。けっこう勇気と頭の切り替えがいるんですが」

幹保ちゃんは目下保育園通い。両親と祖父母に温かく見守られすくすく成長している。

「私の力でこの子はいるんじゃありません。周囲の力強い励ましや助言、健康の本質を教えてくれた玄米発酵食品のお陰だと思っています」

女性に生まれてよかった

太田加代子さん（東京都杉並区）

太田加代子さん（43）＝仮名＝は、しみじみとかみしめるように言う。

「女性に生まれてよかった」

長男は生後八か月を過ぎたばかり。定期検診も無事クリアし、順調にすくすくと育っている。日増しに動きにスピードが加わってきた。今にも歩きだしそうな元気だ。長男に振り回されながらも「二十四時間べったりなんです」と加代子さんはうれしそうだ。

結婚して八年目の出産だった。

年齢からみても、自分の体力を考えてみても自信はなかった。でも、どうしても赤ちゃんを産みたい。産婦人科病院をたずね、問診と一通りの検査をした。

その結果は「赤ちゃんを産むのに問題はない」との言葉。高齢を気にする太田さんに、医師は「四十六歳、いや四十九歳の方でも無事に出産された人もいるのだから、がんばりましょう」と激励してくれた。

平成十三年の夏、糖尿病の予備軍と言われ、医者から食生活の指導を受けていた夫(42)は、あることがきっかけとなって三か月で五kgも体重を落とし、めざましく体調がよくなった。常にあった疲労感やだるさがウソのように消えていった。

あることというのは、玄米発酵食品を毎食後、二包ずつ食べたこと。玄米発酵食品を紹介してくれた人の「食事の改善も大切」というアドバイスを受けて、油っこいものや肉類を遠ざけ、旬の野菜の量をできるだけ増やしたという。

日ごろから夫の健康を案じていた太田さんは、その効果に目を見張り、自分も同じようにこの栄養補助食品を愛食しながら、少しずつ食生活を変えていく。

「今思えば……」と太田さんは苦笑しながら言う。

「食べ物に対し、全然興味というか関心がなかったんです。栄養のことを真剣に考えたこともありません。というより、気にもしなかった。手軽なファストフードに頼っていた面もあるし、今思うと片寄った、バランスの悪いものばかり食べていたのですね」

お米は好きだったが、炭水化物系の食品と揚げ物が量的に多く、野菜類は極端に少ない食生活だった。

女性の半分は冷え症に悩まされているという。太田さんの場合は相当にきつい冷え症だった。それも不妊の人に多い下半身が冷える内臓冷えタイプ。

「夏でも靴下が必要なんです。寝ていて主人の足まで冷たくしてしまうほどでした」

体力もなかった。彼女を知る人は、「いつも青白く、弱々しそうにしていたのに、よく産めた」と、今度のオメデタに驚いている。

そんな太田さんが奇跡の妊娠をしたのは、玄米発酵食品を愛食するのと並行して、食事の内容を変えたことが効いたようだ。季節の野菜と魚が中心となり、牛乳や卵、肉は極力控えた。玄米の食質の良さがものを言ったのだろう。

初めての妊娠、つわりもひどく何ものどを通らない日もあったという。それでも玄米発酵食品だけは食べ続けた。

「せっかく授かったのだから、なんとしても立派に産んでみせる」と、見えない敵と闘うような、そんな気持ちだった。

ご主人のやさしい協力も見逃せない。「一緒にがんばろう」と言ってくれた。元気な赤ちゃんを産むためには適度な運動をとすすめられた太田さんは散歩を日課としたが、その散歩にはいつもご主人が寄り添っていた。

太田家の暮らしは、長男の誕生で一変した。長く続いた、二人だけの静かな生活から元気な赤ちゃん中心のにぎやかな生活へと、うれしい変わりようだ。

「赤ちゃんを産むことも、乳が出ることも初体験で、とても不思議。でもありがたいことです」と、ストレートに感謝の気持ちが口をついて出る。

「当たり前のことなのでしょうが、新しい命が生まれ、人類の歴史が永遠につづられていく。その力が目に見えないところで働いているのですね。神秘的な力がこの世にあるんです」

太田さんは妊娠、出産、育児を経験しなければ、知ることのなかった世界に一歩踏み出した。世界は広がりつつある。

子育てに奮闘する日々は、感謝の日々でもある。

「夫にありがとう。赤ちゃん、ありがとう。自分の体にもありがとう。つくづく女性に生まれてよかったと思います。本当に、本当に感謝しているんです」

一人息子を出産したあと、母親に「女に産んでくれてありがとう」と、心からの喜びとお礼を伝えた太田さんだった。

子宮内膜症を乗り越えて

菅原博子さん（山形県酒田市）

菅原隆史《たかし》さん（36）は四年前、妻、博子さん（36）の出産に立ち会っている。命が誕生するその瞬間の感動を今も忘れることができない。これまでの人生で最もうれしかったことが長女、真帆《まさほ》ちゃん（3）の誕生だ。

結婚して六年目のことだった。

「やっと、ようやく生まれてくれたんです。私よりあとに結婚した人に次々と赤ちゃんができて、取り残された焦りを感じ、落ち込むこともありましたから」と語る博子さん。

今は、不妊ストレスの悩みから解放されて、子育てを楽しんでいる。

妊娠の気配もなく、結婚三年目を迎えたころ、博子さんは産婦人科病院を訪ねた。子どもを産めない体なのかもしれないと不安を抱いたからだ。四つの病院で診てもらった。最後の病院で子宮内膜症と告げられた。激しい痛みを伴う生理痛に悩んでいたのも、原因は子宮内膜症とわかった。
現代女性に子宮内膜症は大変に増えているという。不妊の原因としてのウェートも高まっている。子宮内膜という組織は妊娠にはかなり重要な組織。この組織が本来の子宮内腔でないところにできてしまうのが子宮内膜症といわれる。

博子さんの場合はそれが癒着を起こし、卵管の機能を妨げる恐れがあったようだ。手術をして卵管の機能を維持することができたのは、幸運だったといえる。

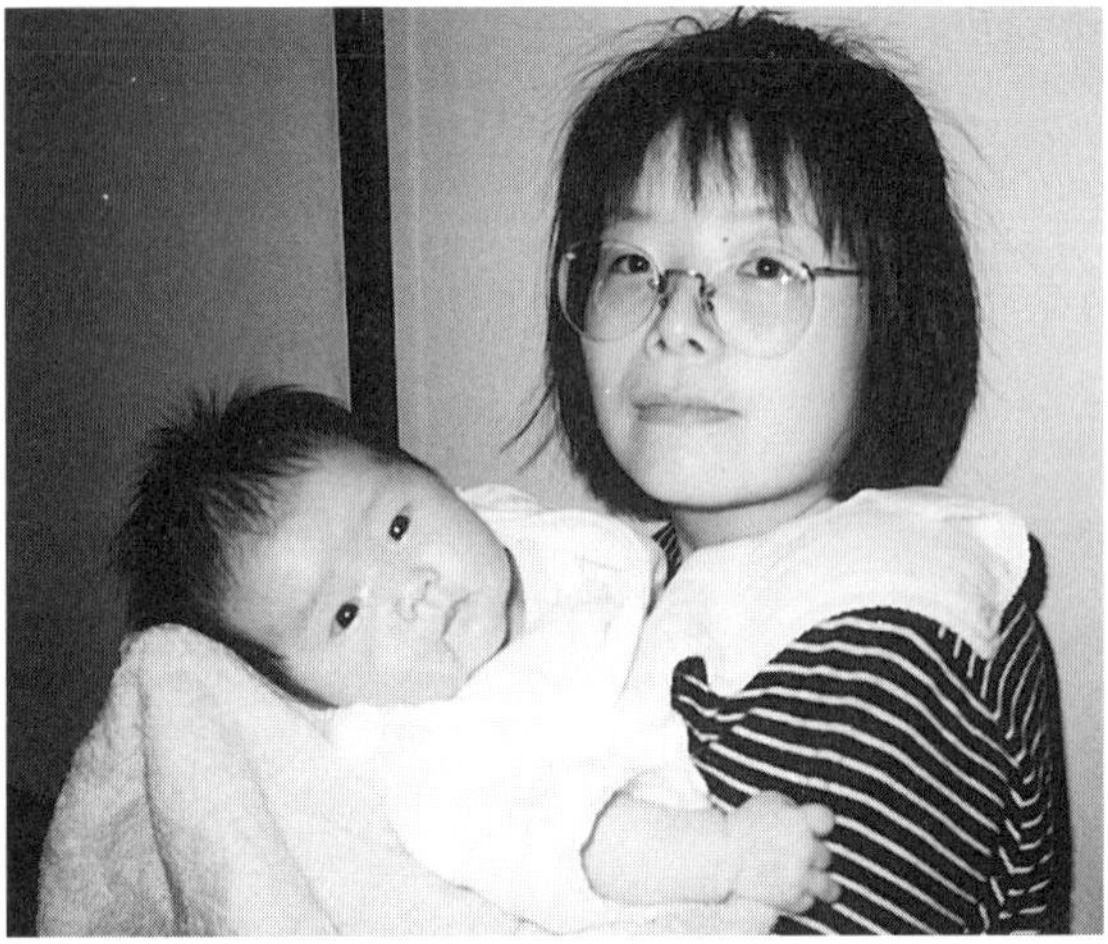
菅原博子さんと真帆ちゃん

手術後、博子さんは姑《しゅうとめ》のすすめで玄米発酵食品を、隆史さんと一緒に食べるようになる。同時に食事に注意し、特に白砂糖、食塩などを控え、化学調味料の使用をやめた。

健康づくりのため、「ま-ご-わ-や-さ-し-い-こ」(豆、ゴマ、ワカメ、野菜、魚、シイタケ、イモ、酵素)の食材の組み合わせ(125頁参照)を、株式会社玄米酵素のスタッフ(管理栄養士)から助言してもらい、献立を作る食材は、この八項目からできるだけ旬のものを組み合わせるように努力した。

すると生理痛も消え、まもなく博子さんは妊娠。「信じて何かをやってみること、これに尽きると思います。私の場合は玄米発酵食品です」

隆史さんも「これは体調が崩れたときこそ頼りになりますよ。支えてもらっているのですね」と玄米発酵食品のファン。

「真帆が生まれて、将来が見えてきました」と張り切る隆史さんだ。

玄米と「ま－ご－わ－や－さ－し－い－こ」

現代の私たち日本人の主食は白米食だ。全体の八〇％を占める。これを前提に旧厚生省は一九八五年、「栄養のバランスをとるには一日三十品目の食品を摂る必要がある」と、大々的に提唱した。

しかし、バランスよく栄養をとるために、一人一日三十品目の食品（材）を食べるというのは、食生活の一般的な常識から言ってもかなり難しい話だ。相当量の食品の購入、調理の複雑さと手間、さらに食費の負担増。どれをとってみても、平均的な日本人の食卓の現実からはかけ離れたガイドラインの設定だった。

それでも学校給食や病院食は、国の指導に沿うために一日三十品目の実践に努力した形跡がある。しかし、それも長くは続かなかったようだ。献立をつくる管理栄養士さんたちが音を上げ、事実上、一日三十品目運動は尻すぼみの状態になった。

現在、一日三十品目は有名無実となり、厚生労働省は「バラエティーのあるいろいろな食品を摂って栄養バランスの維持を」と呼びかけている。

厚生労働省の指導がトーンダウンした背景には、ガン、糖尿病、高血圧をはじめとする生活習慣病が著しく増大する原因として、食生活がクローズアップされ、特にこれまで推奨されてきた動物性脂肪や動物性たんぱく質の「摂り過ぎ」が強く指摘されるようになったことが多分にある。

欧米先進国を中心に、わが国でもあっという間に広がった、豊かさと繁栄の象徴でもあるかのような動物性食品(肉、乳、卵)の氾濫は、人にとって望ましい状況ではないことが解明されつつある。

米国の農務省が一九九二年に国民に示した食品選択ガイドラインは「穀物を多めに、肉や卵は少なく、油や砂糖は控えめに」と食生活の見直しを求めた。これは、それまでの食のあり方を根本的に改める必要があると、肉食大国の米国が認めたことを意味している。いわば歴史的な食の転換だ。

こうして今や世界の食の潮流は、穀物、野菜を中心にした食生活に重きを置くようになってきた。皮肉なことだが、生活習慣病の増加という大きな代償を払って、私たちの食生活は変化を迫られているのだ。

ところで、動物にはそれぞれ適応食というものがある。たとえば、牛には草、ネコにはネズミ、カイコには桑、トキにはドジョウ、パンダには笹、ライオンには肉といった具合だ。肉骨粉を食べる牛がＢＳＥ（狂牛病）になったり、ペットフードを食べるネコが人間と同じ病気にかかったりするのは、自然の摂理に背いた不適応食のせいだ。

では、人間の適応食は何か？　穀物、野菜である。これは歯の構造から見てもはっきりしている。三十二本のうち二十本の歯はお米などの穀物をかみ、すり砕く臼歯、八本は野菜、海藻類を食べる門歯、肉や肉骨をかみ切る犬歯はわずか四本だ。

腸も肉食動物より長く、穀物菜食にむく構造上の利点を持つ。また、食物を口にしたときに最初に働く消化酵素のアミラーゼ（糖質を分解）は、肉食動物の口内消化液には分泌されない。

このように、人間にとってふさわしい、最善の適応食は、昔からわが国で食べ続けられてきた穀物、野菜であることが明白になってくる。そして、日本の穀物の代表格といえば、玄米である。栄養分のほとんど（九五％）をそぎ落としてしまった白米は、読んで字のごとく残り粕《かす》なので、その点には十分留意したい。

だが、穀物菜食が人間の健康にベストであるとわかっても、いったん食卓の主役になってしまった感のある動物性食品の肉や乳製品を退けるということになると、事はそう簡単ではない。

なぜなら現在、子供が学齢期の一般家庭の食卓のメインはやはりお肉の料理だし、現に肉料理がないと「今日は食べるものがない」などと子どもたちが不満を口にするからだ。だから、一気に食事のメニューを変えてしまうことはせず、気長に、食事の内容を少しずつ変化させて、動物性食品を減らしていくのがよいのではないだろうか。

食の改善による真の健康づくりを企業理念とし、三十数年にわたり揺るがぬ努力を続ける株式会社玄米酵素。同社には、フリーダイヤルで顧客の相談を受ける「食生活指導センター」がある。

専門のスタッフ(管理栄養士)が、各種相談に応じながら栄養指導や正しい食生活の指導をしている。その中で穀物菜食を軸にした伝統的な日本食、家庭的和食をわかりやすく説き、食材選びや献立の代表的なモデルも明らかにしている点は注目に値する。

それは、健康志向の人々に対する真の食生活の提案といってもよいものだ。その内容を要約していくらか説明を補足すると、次のようになる。

◇お米（玄米あるいは胚芽米、五分づき米）を食事全体の五〇％以上にする

栄養の宝庫である玄米も、食べづらい、よくかまないと消化できないという難点があって敬遠されがちだが、本当はよくかむことでだ液が多く出て、その結果深い味わいが出てくる。調理に時間と手間がかかるといわれるが、それは昔のこと。現在の圧力鍋は性能が飛躍的に向上し、白米の手間ひまとさほど変わらない。

時には小豆、あわ、きび、丸麦を加えた雑穀玄米ごはんもよい。同じようにワカメ、木の実、そば、ヒジキなどを混ぜて変化を楽しむこともできる。ランチでリゾットにして食べるのは若者向き。

食欲があまりない時に、栄養だけは玄米スープでというのは現代風だ。黒米（五穀米）を加えて粘りと歯ごたえのよさを味わうのも玄米ならでは。どうしても玄米は苦手という場合は、栄養分は若干減少しても胚芽米か五分づき米にする手もある。

◇「ま-ご-わ-や-さ-し-い-こ」の八項目でバランスよく栄養をとる

旧厚生省がかつて掲げた一日三十品目にこだわる必要はない。三十品目も食べたら、多くの人が過食状態となり、肥満が増加するかもしれない。

そこで「食生活指導センター」では、かねてから手軽に栄養をバランスよく摂る方法として、八項目の食品をリストアップし、一日に各項目から一品ずつ計八品目の食品を汁、スープ、副食として食べることが望ましいと提唱している。

その八項目の代表的な食材の頭文字を順に並べると、「ま-ご-わ-や-さ-し-い-こ」となり、理解しやすく、覚えやすい。

〈ま〉＝豆や豆製品。代表的なのは大豆。

穀物菜食が人間に適しているとわかっていても気になるのが、筋肉や血液などをつくり、酵素やホルモンなどの主成分でもあるたんぱく質は十分なのかどうかということ。動物性食品を食べないと、どうしてもスタミナがもたない、カロリーが不足するのではという疑問を抱きがちだが、日本人が伝統的にさまざまな形で愛食してきた大豆は「畑の肉」とも言われ、動物性食品に代わる、いやそれ以上の食品だ。

アメリカ国立がん研究所が発表した「デザイナーズフード」(ガンを予防する効果のある食品)の中で、大豆は上位に挙げられており、評価がうなぎのぼりのヘルシーフードである。豆腐、納豆が大豆加工食品の代表格といわれるが、煮る、酢漬けなどの調理で保存食品にもなる。


〈ご〉=ゴマを筆頭にクルミ、アーモンド、ピーナッツなど種実類。

体力や活力の源ともいわれる脂肪は欠かせない。動物性脂肪は体内で凝固し、酸化しやすいので、植物性脂肪の有効性を優先したい。玄米ごはんにゴマ塩をふると食味が増すことはよく知られる。ビタミン、ミネラルにも富み、野菜、穀物と組み合わせるとよい。長寿食品といわれる。


〈わ〉=ワカメをはじめヒジキ、のり、昆布など海藻類。

汁のだしの素になる昆布、みそ汁の具としてのワカメや岩のり、煮物のヒジキ、のり巻きやおにぎりなど、海藻類は古くから日本人の食卓を彩ってきた。酵素の活性が強く、たんぱく質も良質。海の野菜といわれるだけのことはある。毎日少しずつ食べてほしい。さしみ昆布の煮物などは風味に優れたおしゃれな料理。食物繊維とミネラルの宝庫だ。

〈や〉＝野菜。淡色、濃（緑、黄、赤）色を問わず。

鉄、銅、マンガン、亜鉛、コバルトといったミネラルとビタミンを備え持つのが野菜だ。vegetable の語源はラテン語の vigere。その意味は「元気のよい」「活力あふれる」「そろっている」など。有効な成分が生体酵素のパワーアップと免疫力アップをはかり、ガンや生活習慣病の予防や改善につながる。ビタミン、ミネラル、その他の有効成分は旬の野菜に多く含まれる。「旬」がポイントなので、十分注意したい。

野菜は酵素の力を強め、活性化させるので元気の素といわれる。特に生野菜がすぐれた酵素食品だ。ニンジン、キュウリ、トマト、ダイコン、キャベツ、レタス、ブロッコリー、コマツナ、ホウレンソウ、モヤシ、そしてカブ、ミツバ、アスパラガス、カボチャ、ナス、ゴボウと多彩。ほかにもたくさんある。

気をつけたいのは、ビタミン、ミネラルが水に溶けやすいという欠点をもつこと。水洗いはさっと、スピーディーに。間違っても洗剤でゴシゴシは駄目だ。

そしてもう一つ、酵素が熱に弱いことも覚えておきたい。七〇℃以上だと酵素は破壊されてしまう。温野菜は「加熱」の程度を心の隅に置いて、「過熱」にならないように。

〈さ〉＝魚（魚介類）。

メザシ（小イワシ）、ワカサギ、チカ、コナゴなど丸ごと食べられる小魚が望ましい。丸ごとそっくり小魚を食べることは一物全体食の理にかない、栄養のバランス上、最もよいからだ。

〈し〉＝シイタケなどキノコ類。

シメジ、エノキ、マイタケ、ラクヨウ、ボンボリ、エリンギなど。煮物や鍋、リゾットにもふさわしい。カロリーが低い割に栄養価が高く、香りもよい。貴重な食材だ。

〈い〉＝イモ類。サツマイモ、ジャガイモ、ヤマトイモ、ナガイモなど。

今では昔の話だが、第二次世界大戦前後の食糧不足時代に米の代役として、イモが日本国民の胃袋を満たしていた事実が示すように、炭水化物、糖質にすぐれた食品。イモの煮っころがしに代表されるように手軽な料理に欠かせない。さつま汁、ポテトサラダ、菓子の素材と、何にでも活かせるオールマイティーさが真骨頂だ。

〈こ〉＝酵素の豊富な食物。

酵素は、すべての生命現象を根源的レベルで維持する生体触媒。地球上のあらゆる生物が口から摂り入れた食物の栄養を消化し、吸収し、燃やし、排泄できるのは酵素の働きによってだ。まさに生命現象を営むエネルギーの素である。

現代人には、この肝心の酵素が欠乏している人がたいへん多い。その理由は食物を煮たり、炊いたり、焼いたりする調理の過程で、食物酵素の大半が失われてしまうからだ。このように食物に含まれる酵素は、生の食物の中にのみ存在する。

酵素が欠乏すると、口から入った食物の消化や分解に障害が生じ、細胞は活力と生気を失い、体の抵抗力が弱まる。そして、やがて病魔がしのび寄ってくる。健康な体をつくり、それを維持するには、酵素を多く含む食物を意識的に多く摂らなくてはならない。

酵素が豊富な食物は、まず生野菜。焼き魚といっしょにダイコンおろし、麦飯といっしょにとろろイモを食べると、胃に負担をかけることなく、消化、分解をスムーズにしてくれる。生きとし生けるもの、「生食」が基本であることは歴史が証明ずみだ。旬の野菜を生のままで食べるのが望ましい。野菜は身近にたくさんある。

それから、発酵食品も酵素を多く含む。みそ、納豆、醤油、酢、かつお節、そして玄米発酵食品。みそは古くから日本人の食生活に欠かせない調味料だし、納豆も伝統的な食べ物。いずれも原料は大豆で、麹《こうじ》を使った発酵食品だ。日本人の食生活で長く親しまれてきたのに、ここしばらくは遠ざけられていた感がある。良質な植物性たんぱく質と酵素を合わせ持ったみそ、納豆は見直されて当然だ。

玄米発酵食品は単体の食品ではないけれども、酵素を豊富に含み、玄米本来の栄養もすべて取り込んでいるので、白米や白砂糖の常食者、酵素欠乏気味の人にとっては、有効かつ貴重な栄養補助食品だ。

以上、献立をつくるベースを、主食（お米）と八項目の副食を紹介しながら記述した。不健康な方、現在不妊症で治療中の方、生理不順や生理痛に悩む不妊症予備軍の方には、是非「ま - ご - わ - や - さ - し - い - こ」を実際に試していただきたい。あなたの食生活も必ず改善されるはずだ。お米（玄米）をおいしく食べ、野菜類などに工夫を凝らし、補助食として玄米発酵食品を摂ることで、一日も早く健康な体につくり直していただくことを願ってやまない。

なお、具体例として、次頁に一週間の基本的な献立表（冬の場合）を参考までに掲げた。より詳しい情報や資料を望む方は、株式会社玄米酵素の『病気に打ち勝つ食養生』や、同社エコロクッキングスクール発刊の『自然食――穀物野菜のおいしい食事』を求めていただきたい。

出版物の問い合わせ先

◇株式会社 玄米酵素
〒〇〇一―〇〇一二　札幌市北区北十二条西一丁目一―七
ＴＥＬ（〇一一）七三六―一二三四五　ＦＡＸ（〇一一）七三六―一二三四七

◇エコロクッキングスクール（玄米酵素 東京支社）
〒一三〇―〇〇二六　東京都墨田区両国三丁目二四―一〇
ＴＥＬ（〇三）五六二五―一二三四五　ＦＡＸ（〇三）三六三二―七〇七八

基本献立例（冬）―一週間分―

株式会社玄米酵素『病気に打ち勝つ食養生』からの抜粋。

	朝食	昼食	夕食
1	雑穀入り玄米ごはん みそ汁（大根、大根葉、わかめ） がんもどきの含め煮（がんもどき、小松菜） 蕪《かぶ》とホタテ貝柱（缶）のゆず和え	玄米チャーハン 中華風スープ（生姜、ねぎ、わかめ、こしょう） 長芋の梅納豆和え（長芋、納豆、梅干し）	玄米ごはん 清し汁（湯葉、ねぎ、春菊） いりどり れんこんのきんぴら
2	玄米ごはん みそ汁（豆腐、ねぎ、ふのり） 納豆、焼きのり、梅干し ほうれん草のおひたし	鍋焼きうどん（玄米うどん、春菊、にんじん、ねぎ、しめじ、椎茸、油揚げ） 里芋の含め煮（里芋、かつお節）	玄米ごはん ごまみそ汁 焼き魚（鮭西京漬）、生姜、茹《ゆ》でブロッコリー添え なま酢（大根、にんじん、ゆず）
3	玄米ごはん みそ汁（蕪、わかめ、油揚げ） うるめいわし 厚揚げと蕪の葉のさっと煮	焼おにぎり（玄米ごはん、油揚げ、椎茸、にんじん、ねぎ、ひじき） グルテンハンバーグ 焼きいも（さつまいも）	玄米ごはん そば団子汁 五目野菜炒め（玉ねぎ、にんじん、キャベツ、生椎茸、さやえんどう、グルテンミート）
	玄米ごはん	五目そば（そば、油揚げ、にんじん、	納豆チャーハン（玄米ごはん、納豆、ねぎ、生姜）

4	5	6	7
みそ汁(里芋、ねぎ、油揚げ) 具ひじきの煮物 大根おろし(大根、ちりめんじゃこ)	小豆入り玄米ごはん みそ汁(豆腐、白菜、しめじ) ほうれん草の磯辺和え(ほうれん草、のり、かつお節) 切り干し大根の煮物(切り干し大根、にんじん、さしみ昆布、油揚げ)	雑炊(玄米ごはん、あさつき、しじみ、みそ) 梅干し さつまいもと さしみ昆布の煮物	黒豆入り玄米ごはん みそ汁(じゃがいも、小松菜、油揚げ) あらめの煮物 もみ漬け(キャベツ、にんじん)
椎茸、ほうれん草、ねぎ、ごま、のり) かぼちゃの塩煮	玄米パンケーキ ロールキャベツ	いわしのかば焼丼(胚芽米、いわし、生姜) 清し汁(干し椎茸、みつば、菊花) 小松菜の白和え 白菜漬物	納豆とろろそば(そば、長芋、ねぎ、納豆) かき揚げ もずく酢
カレースープ いわしのムニエル にんじんグラッセ 白菜漬物	玄米ごはん おでん(大根、焼き豆腐、がんもどき、こんにゃく、里芋、昆布) ごま和え(春菊、にんじん、黄菊花)	湯豆腐鍋(豆腐、昆布、白菜、ねぎ、えのき茸、白滝、京水菜、春菊、生椎茸、茹でうどん) れんこんのいとこ煮(小豆、れんこん)	玄米ごはん 焼き魚(鮭)、大根おろし うの花(おから、にんじん、ごぼう、干し椎茸、ひじき、さやいんげん) ブロッコリーのごまだれ

克服体験の記録 ＰＡＲＴ３

頑固な冷え症を直して妊娠

郡山純子さん（神奈川県厚木市）

平成十五年八月二十三日。この日は紗星《さほ》ちゃんの三歳の誕生会が盛大に、楽しく開かれた。昼間は父親の郡山賢一さん(36)、母親の純子さん(36)と一緒に記念撮影。着物で一枚、ドレスで一枚と、かわいい紗星ちゃんに両親は目尻を下げっ放し。夜は自宅庭でバーベキューと花火のパーティー。三歳のいとこの家族も加わって、それはそれはにぎやかな一日だった。

紗星ちゃんは郡山さん夫婦にとって、結婚六年目にして授かった宝物だ。

純子さんの妊娠、出産に至る道のりも、平たんではなかった。

不妊女性によく見られる冷え症。純子さんの場合は、極度の冷え症で典型的な内臓冷えタイプだった。そして生理不順。慢性の便秘にも悩まされていた。

「子どもを産まないと一人前じゃないよ」など、勤め先の同僚から叱咤激励されたり、冷やかし半分で中傷されたこともあった。しかし、「子どものいない人生も人生。できないのなら、主人と二人で楽しい人生を」と純子さんはほとんど意に介さなかった。

賢一さんもやはり友人たちに「子どもはまだか?」とあいさつ代わりに言われ、笑ってごまかすことが多かったようだ。

一方、姑《しゅうとめ》の郡山百合子さん(60)は、一日も早く内孫の顔を見たいと願っていた。「友だちとの集まりや世間話では孫の話ばかり。ちょうど『孫』という歌が大ヒットしていたでしょう」と切ない胸の内を話す。

紗星ちゃん誕生を導くカギとなったのは、そんな百合子さんの苦い体験だった。車の排気ガスで喘息に見舞われて体を悪くし、会社を辞めることになった百合子さんは、健康が一番と思い知って玄米発酵食品を食べるようになった。そして徐々に健康体を取り戻しつつあった平成十一年、「冷え症から体を守るにはこれがよいかも」と、純子さんに同じものを手渡したのだ。

「昔から腰痛もちの息子にも食べさせました。玄米酵素社の健康セミナーで、玄米発酵食品と食事改善によって不妊女性の多くが赤ちゃんを授かっているという報告を聞いたんですよ。なんとかして息子と嫁にも玄米発酵食品を、と願いを持ったのです」

百合子さんの願いは的中した。

純子さんの体は別人のように温かくなり、かいたことのない汗が流れ落ちはじめる。

「お化粧がすぐ落ちてしまうほどでした」と、純子さんは体質が変化しはじめたことを自覚する。そして、賢一さんは腰痛の痛みから解放された。

玄米発酵食品は、体に悪い影響をもたらす食べ物を自然に遠ざける働きがあるのかもしれない。純子さんは「私、極端だったんです。コーラとケーキ、そればかりでした。決して娘には食べさせたくない」と言う。今は、過去に好んだ食品は次第に遠ざかり、食事の内容も変化を遂げつつある。

冷えが改善されて二、三か月後、純子さんは妊娠。平成十二年八月、紗星ちゃんを無事に出産した。

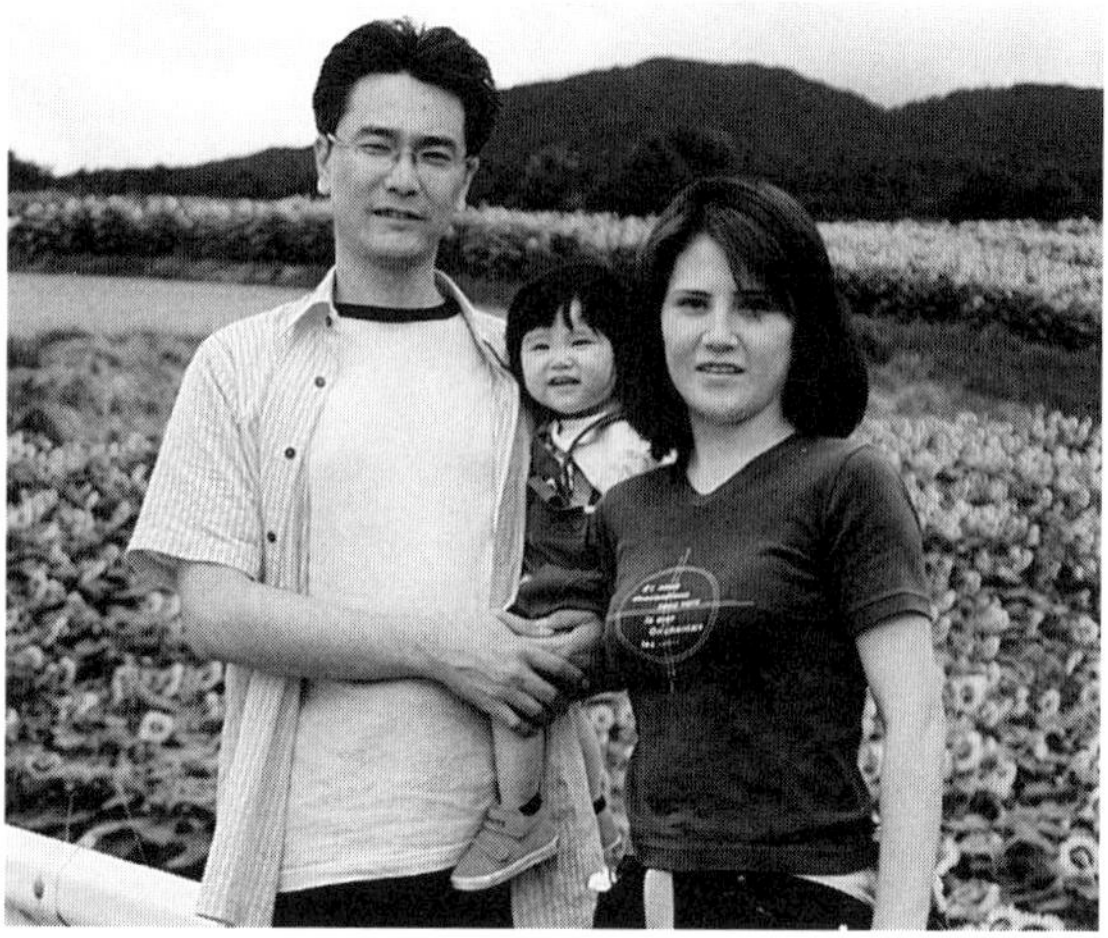

郡山さん夫妻と紗星ちゃん

紗星ちゃんは目のクリッとした表情豊かな子だ。記憶力にすぐれ、敏捷《びんしょう》な動きをする。

「孫をこの手で抱きたい、せめて一人は産んでほしい、と祈っていました。祈りは届くんですね。それも花マル印の元気な子を授かりました」と百合子さんは目を細める。

　純子さんはもの静かで美しい女性。出歩くこともあまり好きではなかった。が、今は美しさに明るさが加わった。

「私はあきらめていたんです。紗星の誕生は奇跡としか言いようがありません」と感無量の面持ちだ。

　週二回、子育てサークルに通う新しい生活はとても充実している。

健康になれば宝物は手にできる

松澤久枝さん（群馬県高崎市）

松澤久枝さん（36）は、結婚五年目に待望の赤ちゃんに恵まれた。長男、宏昭ちゃん（1歳3か月）はカゼ一つひかない健康優良児。つい最近の検診で医者から「ちょっと体重が重過ぎるかな」と言われた程度だ。

久枝さんは約六か月間不妊治療をした経験を持っている。

「齢のこともあるし、結婚したらすぐにでも子どもがほしかったんです。実は、健康には自信があったし、すぐにできるものだとばかり思っていたんですよ」

ところが、なかなか妊娠しない。元来のんびり屋を自称する久枝さんも、自分の体が思うようにいかないとなると、自信が揺らぎはじめ焦りの気持ちをつのらせてしまう。

意を決して不妊治療で知られる産婦人科病院で診てもらうと、排卵はあるけれど卵胞が成熟しないまま生理となって流れ出ているという。着床もしづらい。排卵誘発剤療法による注射、内服を繰り返し行い、卵管の異常を調べる検査もした。

「これといった成果はなく、体調を崩したことも重なり、いったん治療から離れてみました」と、久枝さんは現代医学だけに頼る不妊治療をやめた。

久枝さんは精神的にも治療が辛かったようだ。仕事の合間を縫っての病院通い、「なぜ赤ちゃんができないの」「いつ産まれるの」といった周りの雑音も聞こえだし、これでよいのだろうかと悩みはじめたころだった。

「あまり根をつめるとかえって良くないこともある、という友だちの助言もあったし、思いつめて病院の治療に専念するのをやめたんです」

一時は漢方薬療法にも挑戦した。同時に玄米発酵食品の量を増やして、夫の孝男さん(31)も一緒に食べはじめた。真の健康づくりに玄米発酵食品が貢献しているいくつかのケースを、知人の中重《なかじゅう》美千代さんから聞かされていた久枝さんは、自分の健康づくりに本腰を入れる。

中重さんの助言で卵、肉、牛乳などを徐々に減らし、調味料も自然に限りなく近いものに変え、野菜の量をぐんと多くし、できるだけ無農薬野菜にした。

「無農薬野菜も、自然塩、未精白糖も割高ですが、安心料と割切りました。良い意味でのこだわりを持たないと、食生活を変えるのは難しいですから」しみじみと話す久枝さんの言葉の端々に、相当な努力と苦労があったことがうかがわれる。

それが実ったのだろうか。夫婦は二人とも体の変化に気づく。だるさがとれ、疲労感がなくなってきた。「これなら妊娠できるかもしれない」と本当に思ったという。

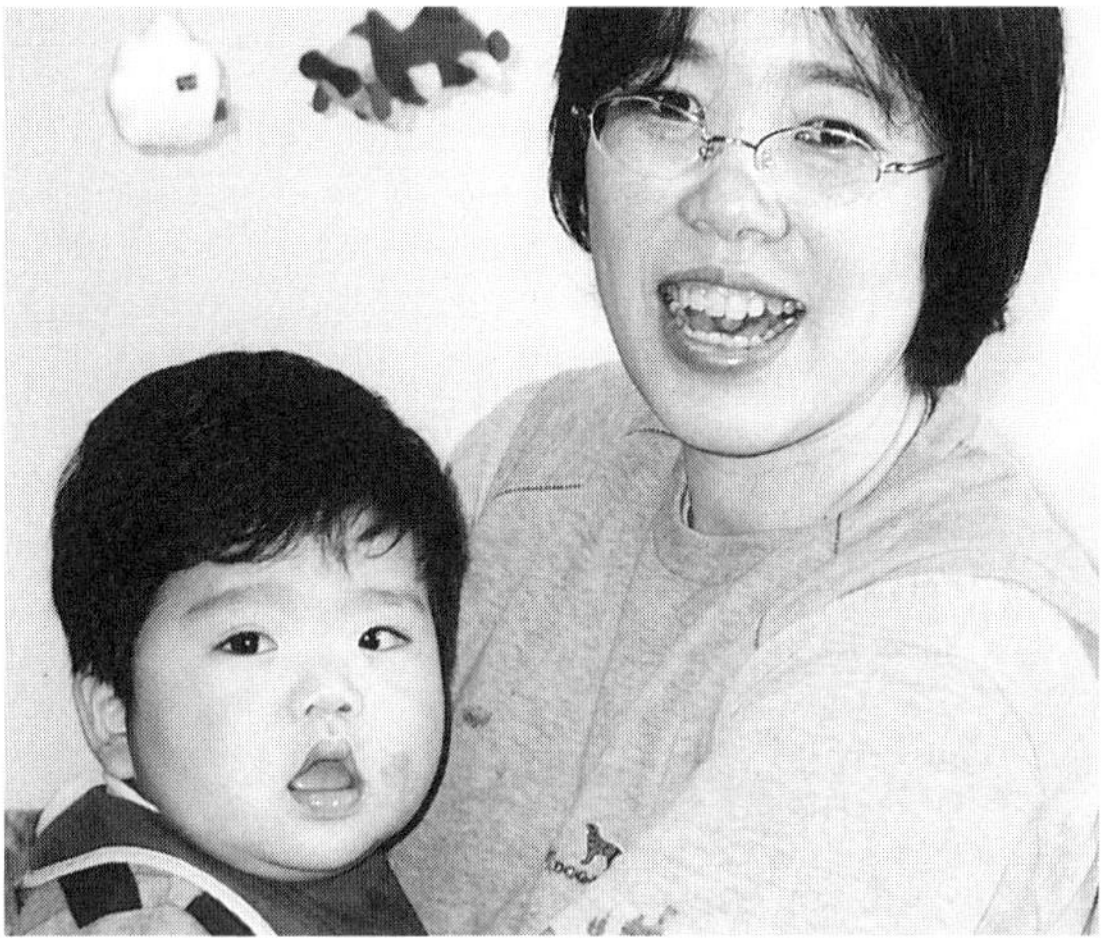
松澤久枝さんと宏昭ちゃん

それから六か月後、妊娠したことが判明、四〇〇〇ｇをゆうに超える大きな、元気な宏昭ちゃんが産声を上げた。
「周りにはほぼ同じ年齢の不妊に悩む人がけっこういます。せっかく授かっても流産したという話も耳にします。健康な自分の体がまず第一。宝物はそれから手にしたらよいと思うのですが……」
一語ずつかみしめながら、久枝さんは孝男さんと笑顔を交わす。

十数年ぶりに取り戻せた嗅覚【番外編】

中島淳子さん（京都府京田辺市）

中島淳子さん（63）は交通事故で九死に一生を得たが、人間にとって大切な嗅覚を失うという悲劇に見舞われた。

二十四年前のことだ。バイクに乗っていて大型トラックと衝突、頭がい骨、顔面の骨折をはじめ全身を強打、「命をとりとめたのが不思議なくらい」の大きな事故だったと中島さんは言う。数日後、医者は「嗅覚はもう絶対に戻りません」と告げた。なんと冷たい言葉かと、中島さんが世をはかなんだのも理解できる。

もともと体があまり丈夫でなかったところへ事故の後遺症や更年期も重なって体調が崩れ、十年ほど前、食事の支度も思うに任せられなくなった。

ちょうどそのころ玄米発酵食品と出会った中島さんは、玄米と酵素が健康な体をつくるのに大きな働きをすることを知り、「あまりにも毎日がしんどく辛いので、ちょっと食べてみようか」という気持ちで、スピルリナ入りを食べはじめる。食事の改善指導も受け、野菜も根菜類が増えるようになった。一日に六包から九包を欠かさず食べ続け、半年が過ぎたころ、しんどさが軽減しつつあることに気づいた。

朝起きるのが辛く、食事の支度中にもすわり込んでいたのがウソのようになくなったのは、それからさらに一年後のことだ。

平成八年のある日、中島さんは十数年ぶりに、昔に還ったような感覚を味わう。オヤッと思ったのはたばこの匂いだった。「そのときの驚きと喜びといったらなかった」と中島さんは振り返る。それから徐々に嗅覚が蘇りはじめた。たき火の独特の匂い、タマネギ、長ネギと比較的匂いの強いものからわかりはじめ、庭のバラの香りもかぎ分けられるようになった。

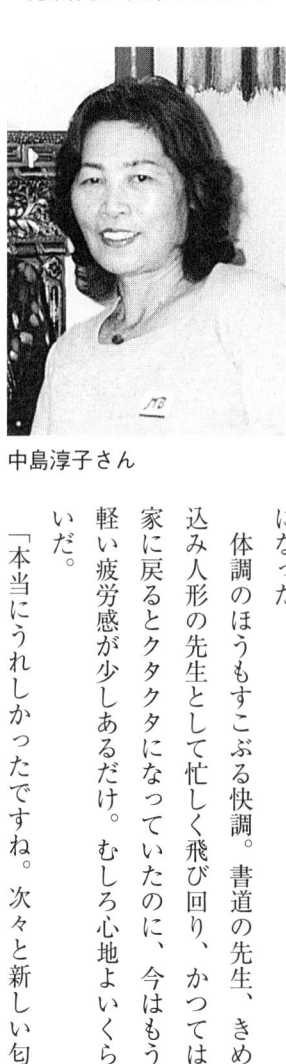

中島淳子さん

体調のほうもすこぶる快調。書道の先生、きめ込み人形の先生として忙しく飛び回り、かつては家に戻るとクタクタになっていたのに、今はもう軽い疲労感が少しあるだけ。むしろ心地よいくらいだ。

「本当にうれしかったですね。次々と新しい匂いを楽しめるようになったんですもの。匂いを感じる嗅覚が戻っただけでなく、私にとっては人生そのものが蘇ったのです。神様の私への最後の贈り物だと思っています」

食質とは不思議なものだ。医療がサジを投げた嗅覚の喪失を解決し、それだけではなく、病弱な中島さんの体を健全にし、健康体を取り戻させたのだから。

「私だけがこんな贈り物をいただいてよいのかという思いで、恩返しをしなくてはと考え、体調不良で悩んでいる方に玄米発酵食品をすすめています。試した方に反応があると、何か救われた気持ちになります。まるでごほうびをいただいたような気がするんです。私はおぼれている人に浮き輪を投げているようなもの。つかまってさえくれたら、多くの人が救われるのですが…」

事故の後遺症を乗り越え、嗅覚を取り戻した中島さんは元気はつらつ。お弟子さんの面倒をよくみて、地元商工会の女性部長としても活躍中である。

幾歳の亡くせし香り今戻る

間引く大根葉　匂い芳し

――中島淳子さんが国際書道展に出品した短歌

異常はないのに産めなかった

白沢雅子さん（北海道江別市）

もう二十年以上前になるが、白沢雅子さん（49）は「もしかすると、私は子どもを産めないのかもしれない」と悩み、苦しんだころのことを鮮明に覚えている。

雅子さんは健康には自信があった。病気をしたこともないし、どこも悪くない。いつも元気だし、肝心の生理も順調。それなのに妊娠の兆しが一向にないのだ。

夫、則昭《のりあき》さん（52）は本家の長男で一人息子だった。結婚当初から「早く孫の顔を見せてほしい」という夫の両親の期待を感じ取っていた。結婚すれば子どもは自然とできるもの、と思っていた二十四歳の花嫁にとっては、その期待に応えるのはたやすいことに思われた。

しかし、現実は違った。基礎体温から排卵日を割り出してタイミングをつかんだり、運動と栄養のバランスを考えた生活を心がけたり、十分な睡眠をとるように努力したが、うれしい知らせは聞かれないまま時間だけが過ぎていく。義父母の期待がだんだん肩に重くのしかかってきた。

結婚四年目の昭和五十六年。不妊症の自覚が出てきたころに、その不安に追い打ちをかけるように「あなたの体に異常があるんじゃないの」という言葉が投げつけられた。

子どもが生まれるということは、夫や義父母との関係をより深く、良いものにするきっかけになる。だから「今度こそは」と思うのだが、生理がやって来てショックを受け、周りの期待をまた裏切ってしまったと自分を責めてしまう。そんなときに聞こえてくるキツい言葉は体を刺すように辛いものだ。

周囲や他人の何気ないひと言なのかもしれない。でも、そのひと言に心が凍りついてしまう。そんな辛い体験をはねのけるように、雅子さんは意を決して病院で診てもらうことにする。

総合病院の産婦人科で診察してくれた女医は「異常は認められません」と言ったが、こう続けた。「赤ちゃんは神様からの授かりもの。子どもだけが人生じゃないのよ」

女医さんの言葉をどう受け止めたのか、雅子さんは「子どもはできない」とあきらめた。

「私たち夫婦に子どもは許されないと思ったんです。そのときは私の前世の悪霊がとりついてでもいるような、そんな気持ちになってしまいました」

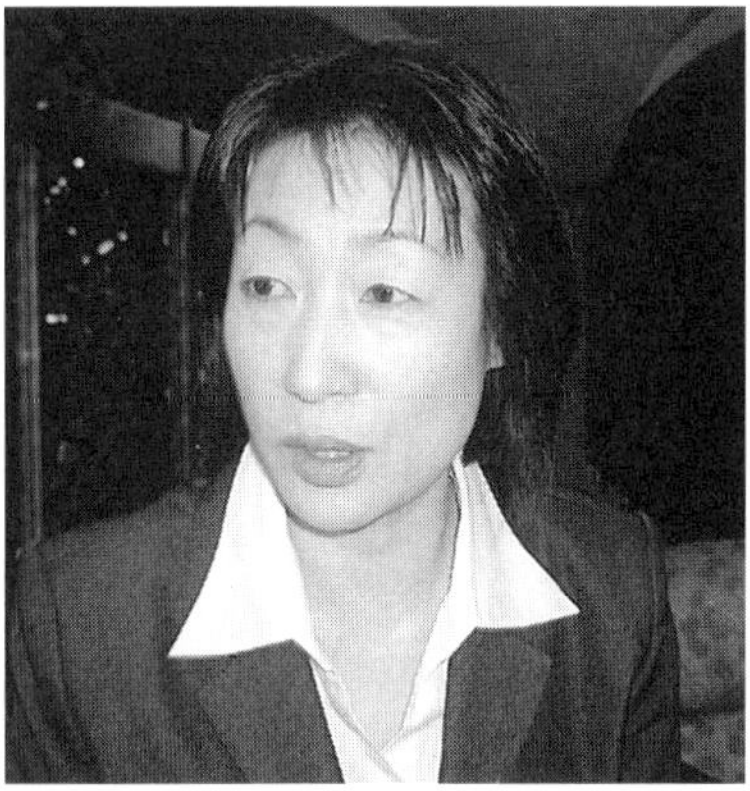
白沢雅子さん

精神的にめっきりと落ち込んだ娘を案じた実家の母親は「まず体の健康が大切」と、自分が愛食していた玄米発酵食品を強くすすめた。

「母はもともと虚弱な体質が、玄米発酵食品でメキメキと元気になっていましたから、私も夫と一緒に葉緑素入りのものを食べはじめました」

すると、それが奏功したのか、半年もしないうちに、雅子さんは初めて妊娠した。

不妊ストレスで精神的にまいっていたと思われる雅子さんは、すべてをネガティブに受け止めていたようだ。きっと健康面にも、その影響は現われていたのではないか。

翌年、長女の佑実さん(20)、次いで三年後に長男、良憲さん(17)を出産した。

夫妻は「二人の子どもたちは、それぞれに傑作です」と、成長を見守り続けている。

雅子さんは明るく、さわやかな女性だ。二十数年前に不安におびえ、不妊ストレスに苦しんだ人とはとても思えない。

「子どもを授かったうれしさ、それがどういうものかは第三者にはわからないでしょうね。これで自分はいつ死んでもいいと思えるぐらいうれしいこと、とだけは言えます」

心の安定も大切な条件

北澤妙恵さん（東京都三鷹市）

冷え症、そして便秘、貧血に苦しんでいた北澤妙恵さん（37）にとって、栄養学カウンセラーの廣瀬俊子さん、そして玄米発酵食品との出会いは幸運だった。

夫、進二さん（43）の仕事の関係で、食生活の改善を通じて不妊女性をサポートしているベテランの栄養士さんがいることを知った妙恵さんは、さっそく、廣瀬さんと連絡をとった。

「相談したいことが……」と言うと「それではすぐいらっしゃい」ということになり、あっという間に北澤家の献立は変わってしまう。

清涼飲料は姿を消し、肉や魚は極端に減少、揚げ物は当分の間つくるのをやめた。代わって食卓にはゴボウ、ニンジン、レンコンなどの根菜類の煮物が中心の和食メニューが並ぶようになった。

主食は三分づきの米。白米はビタミン・ミネラルをそぎ落としているのでやめ、玄米発酵食品が食後の栄養補助食として新たに加わった。

食の変化だけではない。妙恵さんは心理面のカウンセリングも受けて、心の安定を得ることができた。

当時、「早く子どもがほしい」と、排卵誘発剤療法やタイミング法などの不妊治療を受けていた妙恵さんは、不妊ストレスに苦しんでいた。廣瀬さんの出現は、オーバーに言うなら、神様から差し延べられた手のようなものだっただろう。

自分より後に結婚した同僚や知人から、妊娠や出産の知らせが舞い込む。病院にすべてを託しても検査、検査、また検査。それでも確実に出産できる保証はない。精神的なショックが重くのしかかり、ストレスがたまるいっぽう。

こうした辛い現状と胸の内を吐き出すように妙恵さんは廣瀬さんに話した。

廣瀬さんはゆっくりと妙恵さんの気持ちをほぐし、生活のこと、食事のこと、夫婦関係のことについて耳を傾け、あるいは問いかけた。

それを何度か繰り返し、最後に「太古以来、ひとは子孫をつくるものなの。大丈夫、あなたは子どもを産める」と、具体的な食の改善を手ほどきしながら、強い心を持つようにアドバイスした。

「私の話を聞いてくれて涙ぐむことがあった。経験からみて、物事に感動できる人は、素直でがんばり屋さん。彼女は自分で免疫力を高めて希望する出産へ到達できるとわかりましたよ」廣瀬さんはそう確信したという。

妙恵さんも「先生が、毎日あなたのことを思ってパワーを送っているのよとおっしゃってくれて。私のために力を貸してくれる人がいると思うだけで、勇気づけられ励みになりました」と言う。

妙恵さんは、まず自分の健康づくりに必死で取り組むようになる。

「年齢のことがいつも頭にありましたね。早く産まないと子どもに悪い影響を与えるのでは、と心配しました。大丈夫かな、と」

夫婦は三食ごとに玄米発酵食品を二、三包ずつ食べて二か月経過したころ、疲れなくなって体の調子がよくなってきたことに気づく。

精神的なストレスも次第に薄れ、気持ちが落ち着き、廣瀬さんに対する感謝の思いが湧いてきたのと時を同じくして妙恵さんは妊娠した。

そして平成十四年三月、長女、里歩《りほ》ちゃんが誕生。まもなく二歳になる。カゼ一つひかない元気な標準児だ。外で遊ぶようになり、友だちもたくさんできた。里歩ちゃんの世界

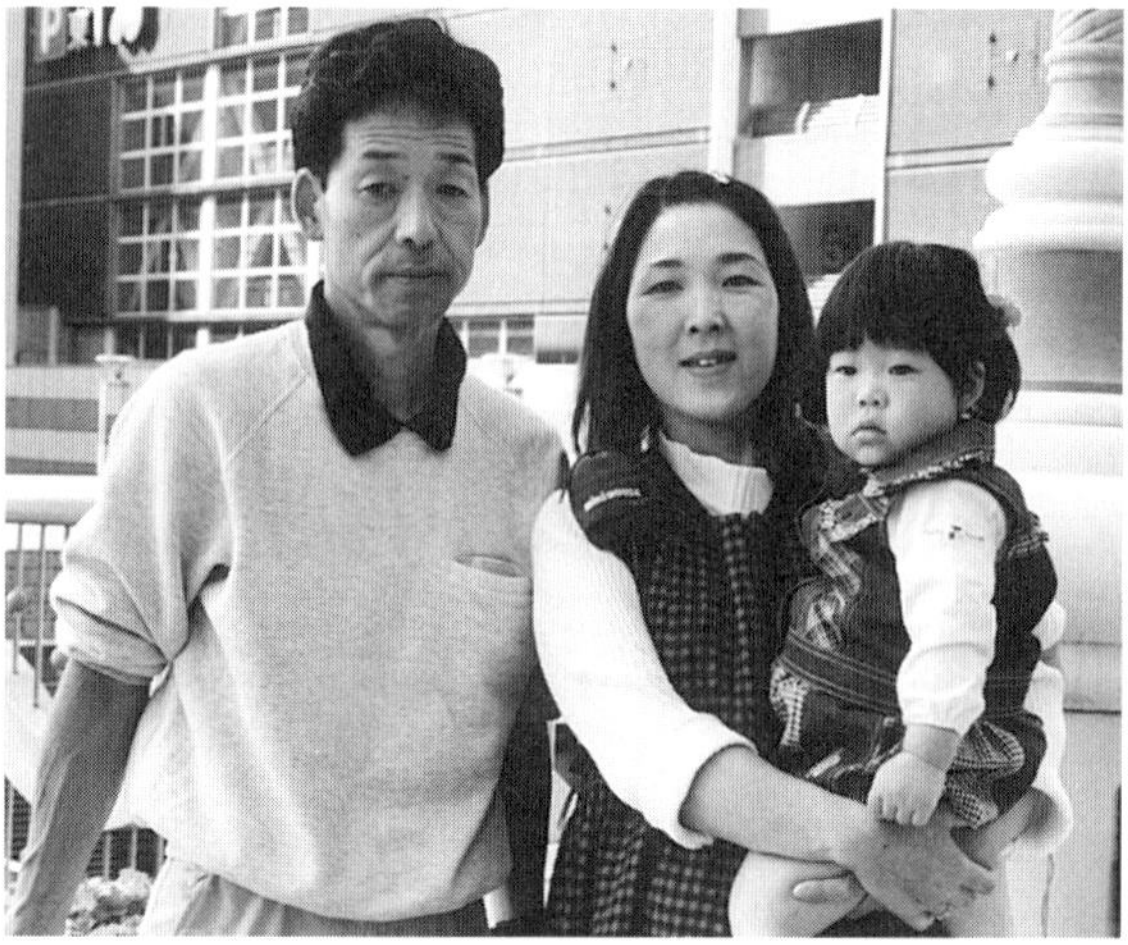

北澤さん夫妻と里歩ちゃん

が広がるように、妙恵さんにもこれまで見えなかったものが見えてきた。

「心の安定が大きなウエイトを占めるんですね。不妊治療、悩みと苦しみ、食の改善、そして妊娠、出産、子育てと、すべて心の状態がどう動いているか、ということとつながっているんです」

妙恵さんは里歩ちゃんを出産したことで、多くを学び、一回り大きく成長したようだ。

進二さんは自宅にいるときは、常に里歩ちゃんの遊び相手。お風呂から寝かしつけるまでお任せだ。

「夫はとても子煩悩で、育児を楽しんでいます」

忘れられない婿のうれし涙

荒生愛子さん（山形県酒田市）

嫁いだ娘が不妊に苦しんでいる。荒生《あらお》愛子さん（60）にとって、このことが最大の悩みだった。

人はよく言う。「病院に行って不妊の原因を突き止めたらきっと子どもはできるよ」と。ごく簡単に言ってくれるケースがほとんど。だが、当事者にとってはそうはいかない。まず「不妊」という言葉に抵抗感を覚える。結婚に至るまで、学校も就職も希望どおりに進み、人生を順調に歩んできた人ほど抵抗感が強い。

そして、思い切って病院へ行くことを決意しても、病院選びにも苦労する。不妊ということになれば、専門的な治療事例の多い信頼のある産婦人科病院、または総合病院での治療が必要になる。

病院では検査、検査、また検査……。治療が途中で加わり、また検査。検査と治療を繰り返すことになる。あっという間に三、四か月が過ぎ、女性にとっては苦痛を伴う長く不安な時間が過ぎていく。

宮城県に嫁いだ荒生さんの娘さん（34）の場合は両方の卵管がつまる、卵管閉塞とわかるまでにおよそ一年を要した。卵管が完全にふさがれている状態では卵子と精子が出会うことすらできない。

医者は「体外受精という方法もあるが、一〇〇％成功するとは限らない」と言った。母娘が途方にくれる様子が目に浮かぶ。

居ても立ってもいられない荒生さんは親友に相談を持ちかける。その親友は玄米発酵食品の愛食者だった。さっそく食改善の指導をしてもらい、自分たちも株式会社玄米酵素主催の健康セミナーに参加し、積極的に指導を受けた。

木の実、ゴマ、玄米発酵食品（スピルリナ入りと花粉入り）を毎日食べ、添加物入り食品の排除、根菜類と海藻類、それに豆類を摂るなどのキメ細かなアドバイスを受ける。白米、白砂糖も控え、下半身を強化、子宮と卵巣の本来の機能を復活させる運動も実行した。

「普通に考えたらこれで卵管が通るなんてと思うのですが、娘と二人、まずやってみよう、一年間がんばってみよう、と実行に移したんです」

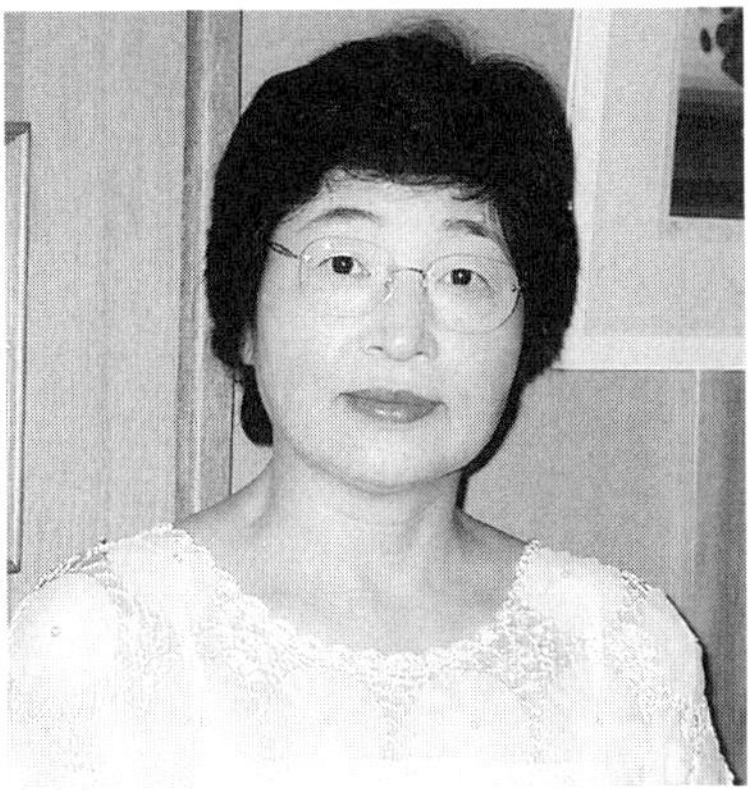
荒生愛子さん

しばらくして検査で卵管の片側が通り、片側は半分通ったとの検査結果が出る。医者は驚きの声をあげたという。

「娘夫婦は必死で玄米発酵食品と改善食をやりました。それは、それは涙ぐましい努力でした。」と、愛子さんは二人の努力を高く評価する。

それから半年後に妊娠。結婚四年目の平成十二年には無事に男の子を出産した。三歳の坊やはとても元気な子だ。

「子ども大好きの娘婿《むすめむこ》が感動のあまり両手で私の手を握り『お母さん、ありがとう』と言って涙にむせんでいたのを忘れません」と愛子さんはほっと胸をなでおろしている。

娘さんは平成十四年の秋、二人目の女児を出産した。

「娘は孫二人に、工夫を凝らして玄米発酵食品を食べさせているようです」とのこと。

玄米発酵食品は子どもたちの体づくりにも大いに役立っているようだ。

七年ぶりに待望の女の子

田中美加さん（神奈川県横浜市）

田中美加さん(48)＝仮名＝は、十年ほど前まで一家六人暮らし。夫と息子二人、おじいちゃんと、男が四人もいる家族。「女の子が一人でもいたら、もっと楽しいのに」と常々思っていた。

そのころ、「食と心」を研究し、自宅を開放して料理教室を主宰する廣瀬俊子さんと出会った。

田中さんは二人の息子をいずれも排卵誘発剤療法をしながら出産している。仕事をしながら病院に通い、注射と内服を繰り返し、その前後、何度も検査をした。流産の心配もあったため、二か月の入院を余儀なくされている。不妊治療に神経をすり減らす辛い経験を持っていた。

「三人目の子どもがほしいのなら、まずあなたの健康づくりが大切」と、廣瀬さんは玄米正食論の基本から食生活の見直し、改善の大事さを説いた。田中さんは自分が食べ物に対して注意や配慮を欠き、バランスなどをいかに軽視していたか、深く反省することになる。

美加さんが最もドキッとしたのは、自分の冷え症は毎日の食生活と密接な関係があるという点だった。夏は氷を料理にふんだんに使っていたし、白砂糖や添加物が入っていようが、一年を通して無頓着に清涼飲料水を家族みんなで飲んでいた。

美加さんは「玄米発酵食品のお陰だと思うんですよ。食べはじめて二か月目くらいから体中が温かくなってきて、体調がよくなりましてね。気分も最高でした」と、体調の変化にびっくりした。

食べ盛りの男の子二人の好物はお肉。テーブルに肉がないと「今日は何もないなぁ」このやりとりの中で食卓のメニューを変えることは大変だったが、美加さんは少しずつ野菜中心の和食に転換していく。

体調が以前と比べると格段によくなってきた美加さんは少し太ってきたなと思い、ある日ストレッチ体操を始めた。すると、お腹がさし込むように痛んだ。それが三人目の妊娠だった。

七年ぶりに願いどおりの女の子を、三十七歳で出産した。お兄ちゃんたちの出産の際には注射と薬と入院、それに比べると大変な違いだ。定期検診だけで事は足り、玄米発酵食品をたくさん食べ続けるだけで出産を迎えることができた。

「玄米発酵食品と深い関わりのある家族なんです。今では食事の前後に全員おやつ代わりにしています」と美加さんはごきげんだ。

「健康こそ命ですね。それには食べ物を通じての生活改善を多少辛くても実行する。ここがポイント。そうすれば何かが幸せを運んできてくれます」

健康ファミリーは今日もみんなはつらつとしている。

人工透析の体で命をかけた出産

宮田洋子さん（静岡県）

平成八年冬。若い女性が横浜市にある料理教室を訪ねてきた。どことなく影を引きずったように顔色は冴えず、あまり元気もない。料理教室を主宰する廣瀬俊子さんはひと目で「この方は健康を害されている」と様子を察した。

そのとき三十二歳の宮田洋子さん（現在40）＝仮名＝は、知人の紹介でこの料理教室に足を運び、食生活の改善を指導している廣瀬さんの生徒になった。

以来七年、二人の親密な師弟関係が続いている。夫の転勤で静岡県に移ってからは、宮田さんは電話と手紙で連絡をとり、相談や近況の報告をし、廣瀬さんは時折、静岡まで出かけていってカウンセリングとおしゃべりをする。

洋子さんは二十代半ばにして腎臓を患い、以来、人工透析療法を受けている。一週間に三度の治療が必要だ。時間の制約はもちろん、人工透析患者に課せられたハンディは重い。

食事療法を強いられ、水分も塩分も制限される。永続的な治療だけに、精神的な負担も大きい。

腎臓の疾患を少しでも改善したい、健康な自分を取り戻したい。洋子さんの願いは、その一点に凝縮されていた。そして、廣瀬さんと巡り会った。

料理教室のミネラルクッキングでは、日本人の食べ物の中で最も大切なものはお米であり、それも白米ではなく未精白の玄米か三分づき程度のものに、重要な栄養素が含まれていることなど、多くのことを学んだ。

廣瀬さんのレクチャーは、素材を具体的かつ効率的に活用しているだけでなく、食欲をそそるおいしさの追求にも、女性らしいきめ細かな配慮が加わり、洋子さんにとっては、その一つ一つが新鮮な驚きだったようだ。

根菜を中心にした野菜、海藻類が、理想の食生活に果たしている役割や、生まれ育った、あるいは自分がいま暮らしている土地で採れる旬の食物が望ましいという「身土不二」の考え方も、次第に理解できるようになっていった。

料理教室の先生と生徒という関係は、ある意味で人生や夢を語る場を提供してくれる。特に廣瀬さんは、食と心が相互に整って心身の健康が創られるという哲学を持っている。

その〈廣瀬哲学〉の教えと影響を受けながら、自分の健康状態や人生について、洋子さんは少しずつ話しはじめた。

カゼの高熱が元で腎不全となり、二十四歳から人工透析を受けていること。その治療を受けないと命とりになること。一定の年齢までの命しか保障されていないこと。さらに医者に「出産は母子の命を危うくする」と警告され、赤ちゃんはとっくにあきらめていることも、廣瀬さんに話した。

そして、洋子さんは体力に自信がないと言っていたのがウソのように料理教室へ熱心に通い続けた。

「台風が通過するような日にも、車を自分で運転してやって来ました。私の体験から、この人はどえらいことをやってのける、と思うようになったんですよ。そのうち自信が湧いてきました。病気に勝って子どもを産むことができる、とね」

廣瀬さんは、何気ない会話に散りばめられた洋子さんの新しい命の誕生に対する力強い欲求を、どうにかしてかなえてあげたいと思うようになった。

「口では、『私には赤ちゃんは無理なの』と言うけれど、切々と伝わってくるんですよ、その反対のどうしても子どもがほしいという気持ちがね」

食の改善と栄養のカウンセリング、心のカウンセリングが本格的にスタートする。健康を勝ち取るための努力に、洋子さんは懸命に取り組んだ。

化学調味料はやめて限りなく自然なものに代え、肉、魚の動物性たんぱく質は極力控え、乳製品も姿を消した。主食は玄米に切り替え、玄米発酵食品（スピルリナ入り）を食事ごとに二包ずつ食べた。野菜中心の完全な和食に変わるのに、それほど長い時間はかからなかった。

週三回の透析は気持ちを滅入らせ、体力を疲弊させるが、洋子さんはむしろ気持ちに張りを持って、自宅で新しい料理を勉強することを楽しんでいたようだ。「そのがんばりには頭が下がる思い」と廣瀬さんは言う。

やがて黒ずんだ顔の色も変化し、健康な人と同じになっていった。

平成九年の夏、洋子さんはご主人の仕事の関係で二人の生まれ故郷の静岡へ移り住むことになった。廣瀬さんは宮田さん夫婦を自宅に招き送別会を開く。廣瀬さん心尽くしの手づくり料理が別れの宴を彩った。ご主人の方もとても感激して、食生活の大切さをかみしめるようにして地元の静岡へ赴いた。

しばらくして静岡と横浜を結ぶホットラインの向こうから「廣瀬先生、私妊娠しました」と洋子さんの明るく、大きな声が響いた。廣瀬さんはすぐ静岡へ出かけ「あなたは勇気がある。がんばってね。絶対大丈夫よ」と励ます。

しかし、ここからが大変。大きな関門がいくつも立ちはだかっていた。地元の大学病院の医師は「産んだらあなたの生命は保障できない」と出産を断念するよう洋子さんとご主人に迫った。夫も消極的で、二人の周りも反対した。

「子どもがほしいという気持ちはわかるけれど、あまりにも無謀だ。あなたは不治の病。限られた命を自ら断つつもりですか」と医者に言われる。妻の体を気遣う夫は「子どもだけが人生じゃないよ」と説得につとめた。

子どもがほしいという女性の気持ちは、女性そのものの願望なのだろうか。生命の証しを立てる本能ゆえなのだろうか。

周囲の反対や心配、気遣いに対して、洋子さんは必死に自分の想いを説得する。

「私は大丈夫。きっと生まれてくる子も元気です。体も健康体に近づいているのだから。後生だから産ませてほしい」

洋子さんにはある自信があった。廣瀬さんにそれとなく「赤ちゃんはやはり無理ですよね」と尋ねたとき、「しっかりと体さえつくれば子どもは産めるわよ。人間は自然の一部。自然は命を引き継いでいくものなの」と言われた彼女は、その言葉を信じて、体づくりに精一杯の努力を続けていたからだ。

医者の忠告や家族の心配をよそに、洋子さんは出産することを最終的に決意する。客観的に見れば、病弱で、決して若くはない体、周囲の消極的な雰囲気を考えれば、自分を取り巻く環境や条件はかんばしくなかった。本当のところ、彼女自身も不安との闘いの連続だったと思われる。自ら勇気をふるい立たせ、気力を振り絞る日々が続いた。

過去に流産の経験もあるので、大事をとり医者の指示で五か月間の入院も余儀なくされた。「立派な赤ちゃんを産む。絶対にこの手で赤ちゃんをだっこする」と心に固く誓った洋子さんは、平成十一年九月、みごとに女児を産んだ。

出産前後の様子は廣瀬さんへの便りにこうつづられている。

「五か月間の入院生活は辛いものがありました。心身ともに苦しかったのですが、無事出産しました。娘はまもなく四歳。元気な子で、楽しく保育園に通っています。まだまだ不安や心配ごとがいっぱいあって、苦しくなることもありますが、一つ一つ乗り越えて前進していきます。くよくよしてもしようがないので……」

洋子さんは料理教室に通っているうちに、自分の中に変化が起きはじめたことに気がついた、と後で廣瀬さんに伝えている。

「お料理を習っているうちに、廣瀬先生が一心不乱に一生懸命やっている姿を見て、胸を突かれました。自分には希望も夢も持つ力がないと消極的だったのが、先生に刺激されて積極的になっていったんです。それで子どもを産むことに挑戦できました。先生は二人の恩人です。私自身と娘の」

そして「娘の成長がとてもうれしいです。子どものいる家庭の空気。それが私の望みでした。今、毎日が楽しくて」と近況報告をしている。

人工透析患者の出産はきわめてめずらしい。自分の命を犠牲にしても子どもを産み、育てていきたいという願いが、強い意志と勇気に後押しされてはじめて出産を迎えることができる。

洋子さんは人工透析の体で出産を望んだ。それがいったいどれほど壮絶な闘いであったことか。第三者にはとても計り知れない。

ただこれだけは言える。凛とした勇気と強固な意志の力が不可能を可能にした。その力の源は透析のハンディを押しのけた健康づくりだった。

廣瀬さんは言う。「彼女とはこう話しています。定められた寿命ではない命を生き続けるのよ、と」

不妊女性十四人を出産へ導いた廣瀬さん

十五年間に不妊に悩む女性十四人を無事に出産へ導いた栄養学カウンセラーの廣瀬俊子さん。食の改善と心のケアのバランスを見計らって「大丈夫、赤ちゃんは生まれるわよ」と背中を押す。すると、一、二年後には赤ちゃんの誕生を告げる朗報が届く。

小柄な体のどこにそのような力を秘めているのか、どんな助言と指導をしているのかを尋ねてみた。

―出生率低下の原因は、子どもがほしいのにできない不妊の夫婦が増えているからだということがわかってきました。技術が進歩した治療でも懐妊の保証はないのに、相談に乗った方は全員出産しているのはどうしてでしょう?

廣瀬　血液です。元気な赤ちゃんを産める血液になっていないということですね。ご夫婦ともにというケースが多いのです。出生率の低下は、社会や経済状態の変化に伴う核家族化、個の時代化の影響もあるでしょうが、子宝を望んでいるのに、授からない夫婦が激増しているのは由々しき問題ですよ。

本当に子どもをほしいのなら、まず自分の体は健康かどうか、また心の持ち具合はどうかを見極めることが大切ですね。私が関わった方々は、それぞれが体をつくり直し、あるいは立て直し、待望の赤ちゃんを産みました。

—よほどの事情がない限り、結婚して避妊を解けば子どもはできるものと、普通は思っていますよ。現代人の不健康化はそんなに進行しているのですか?

廣瀬　健康を害している人々は猛スピードで増えています。食の面から見ると、それは一目瞭然。私たちの周囲をごらんなさい。ファストフードとインスタント食品、果てのないグルメ志向と食品全体のファッション化。これは不自然でしょう。

自然の摂理にかなったものというか、自然の法則にあった食生活が原点にあって、肉体と心の健康が保たれるというのが望ましいのです。食品添加物や農薬に汚染されているとわかっていても、手間のかかるものを嫌い、そういった食品に日常的に頼ったり、無節操な美食、飽食を続けていると、年齢に関係なく健康を損ないます。まるで生活習慣病を呼び込んでいるようなものです。

―不妊を解決された人たちは食生活を思い切って変えたわけですね。それで赤ちゃんを出産できたのですか?

廣瀬　不妊に悩み、苦しむ方に共通していることがあるんです。それは冷え症だということ。体が冷えるということ、これはよくありません。皆さん、冷たいというより冷え切った飲み物が大好きで、服装も軽く、薄過ぎるんですね。

次に食卓。できることならお肉、油っこいお魚、乳製品は追放するぐらいの決心をしてほしいですね。それが無理なら控え目に。そして、しっかりとご飯を食べること。朝は季節の果物と野菜。昼、夜は根野菜を中心に。煮る、温めるの調理の工夫でおいしくいただけるはずです。それに海藻類。ご飯は玄米が望ましいですが、それが無理なら三分づき、五分づきでもいい。玄米発酵食品はベストですね。真っ白な砂糖、食塩もよくありません。

食生活というのは生活習慣の大きな部分を占めているから、なかなか簡単に変えられないものです。だから急激に変えなくてもいい。徐々に、少しずつ。そうでないと、精神的にストレスをためてしまいます。個々の好みも無視してはいけません。ほどほどにバランスよく変化させる工夫を凝らしたいものですね。

十四人の方は私のアドバイスや注文を聞いてくれ、すすんで体質を改善していきました。早い方で三か月、長くても三～五年で体は健全になり、オメデタを迎えましたよ。中でも玄米発酵食品の力は大きいものがあったようです。私はほんの少しお手伝いしただけです。

—廣瀬さんは健康講座や料理教室を三十年も続けられ、「食」のすべてを探求なさった結果、最後に「玄米正食と心」にたどりつかれたとお聞きしましたが……。

廣瀬　私自身、子どものときから体が弱かったのです。二人目を出産した後は、もうほとんど寝た切りになってしまって。主人は私と子どもの面倒を見ることで、サラリーマンをやめなくてはなりませんでした。以来、「健康」の二文字が私について回ったのです。人はどうしたら健やかに楽しく生きられるか。今もこのテーマを追いかけているのですが。

思い起こすと、昔の栄養学はある意味では間違った指導もしていました。高カロリー主義とでもいうのかな。自分のことを忘れて病弱な人を助けなくてはと思い、勉強は必死でやりましたよ。中華料理、フランス料理、日本料理、玄米食、精進料理、とそれは何でもござれでした。でも結局は「玄米正食」に戻ったんです。

しかし、それでも十分ではないので、体のゆがみを取り除く操体法や性格の判断を導入した健康法もやってみました。それぞれの先生に教えていただいて。それでも完璧でなく、不健康を改善できませんでした。最後に「心」にぶち当たったんです。つまり心の持ち方やあり方が肉体の病気や健康と深く関わっているのではないか、とね。

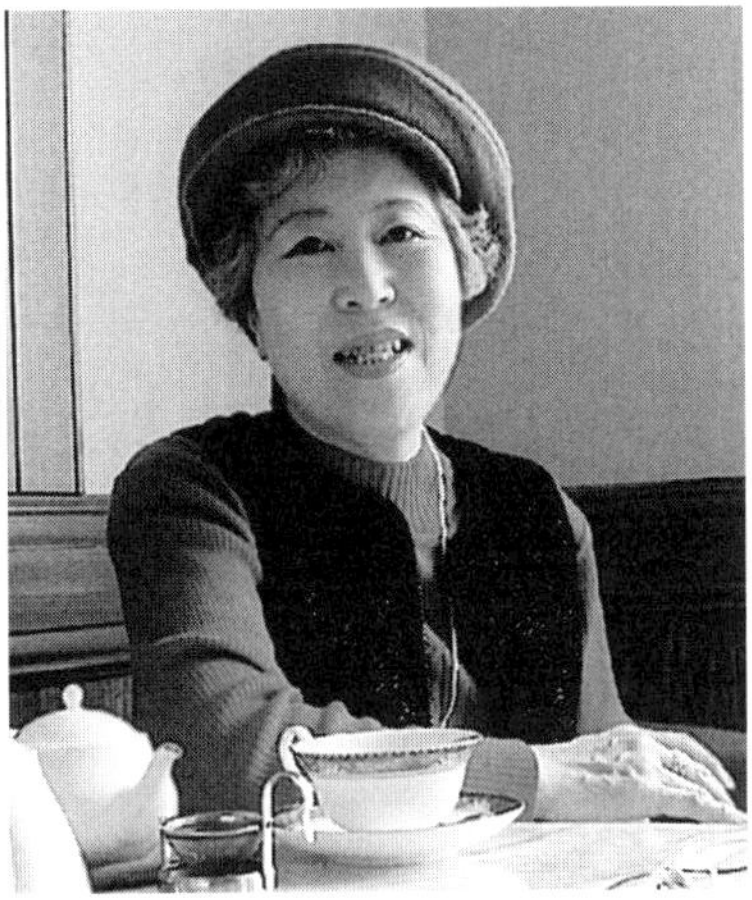
廣瀬俊子さん

そこで一人一時間のカウンセリングを三回実行するようにしました。本音が次第に出てきて、お互いにゆったりとした気持ちの中で話すと感動が生まれてくるんです。人間は感動すると免疫力が高まります。心も体も免疫が高まってくる。そして病菌や邪気を払いのける免疫力ができると、希望するところへ到達できる。これは経験上、ある種の理論といってもよいと思うようになりました。

肉体の免疫力が上がると、血液は濃くなり、質もよくなるといわれています。栄養の宝庫である玄米を正食にした食生活と心が整い合うことによって、人間は心身ともに健康になるのだということがわかってきました。食と心の共同作業といえるかもしれません。ですから免疫力が高まってきたら、「赤ちゃんは産める。がんばろうね」と、私は声をかけることができるんです。

――なるほど。それはもう「健康学」といってもよい学問ではないでしょうか。

廣瀬　体をこわし、悩んでいる人たちに広く教えてあげたい、広めたいと、私はずっと命と健康に取り組んできました。学問というと口はばったいから「廣瀬式健康法」とでも言っておきましょうか。その中身は栄養学と玄米正食と心。私の流儀は、無理せず、楽しくやることです。食だけに徹してもだめ。過去にそれにこだわり続け、壁に突き当たり苦しい思いもしましたよ。心のありようと病気、健康は深くつながっているんです。

――病気の人や経済的に困っている人たちには、身銭を切って奉仕していらっしゃる。みなさんの廣瀬さんへの信頼と尊敬は大きいですね。求道者・廣瀬さんに敬服します。

廣瀬　恐れ多いことです。人のため、世のために働きたいと思っていますが、私も体をこわし、悩んだ過去を持っています。今悩んでいる方は、私にとっては同胞ですから当然のことです。なんとか健康に生きてほしい。無事に元気な赤ちゃんを産んでほしいという気持ちでいっぱいなんです。

もしも多少の評価があるなら、それは三十年もこの道を歩んできたからではないでしょうか。不自然な食を捨て、自然法則が許す、認めてくれる食の重要さを基本に置いてね。玄米発酵食品にも関わっていますが、それは株式会社玄米酵素が食の改善を通じて真の健康づくりに誠実に取り組んでいるからなんです。

玄米発酵食品の併用で妊娠

朝比奈医師のレポート

熊本市の外科産婦科病院で産婦人科を長く担当した朝比奈澄麿医師は、無排卵症の女性（平成八年当時27歳）が、排卵誘発剤療法と玄米発酵食品の併用によって妊娠、出産した事例を報告している。

平成六年十一月結婚。妊娠を希望し基礎体温を測りはじめたが、低温のみで無排卵であることが判明。翌平成七年四月から排卵誘発剤療法を開始。注射と内服の組み合わせで排卵もときどき見られた。平成七年十一月、ＨＭＧ—ＨＣＧ（卵胞刺激ホルモン製剤と黄体化ホルモン製剤）注射の反応で卵巣が七センチに腫大した。翌平成八年五月再開。その後副作用が怖くて中止。体外受精がよいということになったが、医療機関が遠隔で高額な治療費が見込まれ見送り。

月経は五月十一日から六日間。そのままにしていたら二十六日目（六月六日）高温になった。六月二十九日妊娠を確認。この間、平成六年十一月、十二月に一日三包ずつ玄米発酵食品を食べ、平成七年以降は一日六包を食べている（食後に二包ずつ）。

また、レポートは玄米発酵食品をすすめた理由についても克明につづっている。

理由は岩崎輝明著『自然法則で健康に生きる――岩崎輝明の講演と随筆集』（発行所：毎日新聞北海道支社、平成五年四月初版）を読んだからである。この本の29ページに「不妊症も自然法則の食事で改善」という項がある。その項を次に紹介したい。

――「私はこのあいだ、東京のラジオの長寿番組で鶴蒔先生という評論家に『岩崎さん、あなたは23年間玄米発酵食品の普及という仕事をしてきて今まで何が一番効果がありましたか』と聞かれまして、私は即座に一番印象に深かったのは不妊症が治ったことでしょうとお答えしました。排卵誘発剤を使っても妊娠しない、そういう人が自然法則の食事をすればこのうちの七、八割は間違いなく妊娠するんです。するようになってるんです。しないのは、しないような生活を送っているからなんですね。

食事改善をしたところ、妊娠した人は今までに百人以上はいると思うんです。薬は副作用の現われないように最小限に、最短期間にとどめるのが正しいやり方です。そういうことを私は経験しているんです」

　無排卵症の女性が排卵誘発剤療法ではなかなか妊娠しなかったのに、玄米発酵食品の併用で妊娠した例を述べた。もう一例は男女とも異常のない夫婦で十数年不妊を訴えていたが、平成七年秋、玄米食をすすめた。玄米に切り替えて数か月したら妊娠した。

　報告は最後に「玄米の成分表を見ると、ビタミンEは一〇〇g当たり二〇mg含まれている。他にもビタミン・ミネラルともに多い」と結んでいる。

　朝比奈医師はこのほか医治困難とされ、骨転移を起こしている胆のうガンの患者(66)、病状の見通しがたたないと言われた卵巣ガンの患者(52)が茯苓《ブクリョウ》(サルノコシカケ)湯と玄米発酵食品、玄米食など自然食養生で回復し、健康を取り戻した症例も報告している。

　朝比奈医師は四年前に体調を崩し現役を退かれたが、その際「酵素は細胞に作用して機能を促し、病巣を分解する。体内の毒素を体外へ出そうとするのである」と貴重な結論を導かれている。

産婦人科の事例を多く扱っている札幌市・天使病院の藤本征一郎院長（北大医学部名誉教授）にお会いしてご意見をうかがった。

「はっきり言うと、食べ物は薬です。医食同源という言葉がありますからねえ。しかし、証明となると難しい」という。しかし、ＳＯＤ（活性酸素除去酵素）が抗酸化食品として一般化されていることに注目、玄米発酵食品の医学的な評価の必要性を示唆している。

藤本院長は元日本産科婦人科学会会長。公職の会長を七つ務めるなど、この世界では日本有数の権威者である。

玄米発酵食品の医学的な研究成果

玄米と酵素が両輪となって栄養と効果を強化する玄米発酵食品には、学術名が付けられている。FBRA（フブラ）である。玄米を麹《こうじ》菌で発酵させたもの、という意味だ。

FBRAとは
F―Fermentation
（ファーメンテーション＝発酵）
BR―Brown Rice
（ブラウンライス＝玄米）
A―Aspergillus-oryze
（アスペルギルス・オリーゼ＝麹菌）

玄米発酵食品が愛食者の健康づくりや疾病予防に効果を発揮している例は枚挙にいとまがないが、それがなぜよいのか、しかもどのような仕組みでよいのか。それを科学的に裏付けるための研究が進められている。

株式会社玄米酵素の顧問医師団や研究者は、代表の小林博北大名誉教授（財団法人札幌がんセミナー理事長）をはじめ、全国の国立大学や私立大学の医学部、薬学部などで活躍する教授、助教授クラスで多士《たし》済々《せいせい》。その数は二十人を超える。

一年に二度、冬と夏に研究者が一堂に会し、研究成果を発表し、ＦＢＲＡが人間の身体に具体的にどのように働き、よいのかの学問的根拠が次第にその輪郭を現わしつつある。

田澤賢次教授（富山医科薬科大学）は、これまでに動物生体実験でＦＢＲＡが活性酸素の消去に効果のあることを突き止め、平成十三年の日本癌学会総会でその成果を発表、ＦＢＲＡの抗酸化作用が脚光を浴びている。

活性酸素が数々の障害を引き起こし、生活習慣病が急増していることから、田澤教授は医療費の負担増問題を解決するためにも、予防医学的側面を重んじた「代替医療」が今後注目される、と指摘。その一つとして、ＦＢＲＡのような健康補助食品のわが国での普及を示唆している。

「ＦＢＲＡによるダイオキシン等有害物質の体外排泄促進」をテーマに研究した九州大学医学部の長山淳哉助教授は、十組のボランティアの夫婦の協力を得て、スピルリナ入りを二年間食べ続けてもらい、ダイオキシン類、ＰＣＢ、農薬の汚染状態を測定、調査した。

その結果、摂取グループはダイオキシン類の汚染レベルが低下し、ＰＣＢと農薬についても上昇の度合いがかなり抑制されるということが判明した。

ダイオキシンは人類が生み出した最強の毒薬といわれる。ベトナム戦争で使用された枯れ葉剤に含まれ、「ベトちゃん、ドクちゃん」の悲劇を生んだことは有名だ。催奇性だけでなく、発ガン性や免疫毒性もあり、近年は内分泌かく乱化学物質（環境ホルモン）としても注目されている。こうした害毒の排泄促進にＦＢＲＡが有効であることが、長山助教授によって、ラットの実験に続くヒトでの臨床試験を通して証明される段階に来ている。

ガン研究の権威者として知られる岐阜大学医学部の森秀樹教授は、ここ数年、実験モデル動物を中心に、ＦＢＲＡを基礎飼料に添加して大腸ガン、肝臓ガンの予防作用を研究している。

大腸ガンについては、基礎飼料のみを与えた群とＦＢＲＡを与えた群とに分け、それぞれに発ガン物質を注射し、四十週間後に本物のガン発症をどれだけ抑えられたかをテストした結果、ＦＢＲＡをまったく与えなかった群の発症率は五九％、与えた群は三二％という結果が出た。明らかにＦＢＲＡはガンの発症を抑えたのである。同じく肝臓ガンでも、与えない群は四二％が発ガン、与えた群は八・七％と明らかにガンの発生を抑制した。

大腸ガンはもともと日本では少なく、欧米で多かったのだが、近年は日本でも増加の一途をたどっている。森教授はその理由として食事の欧米化を指摘している。肉やハンバーグを焼く際の焦げに、発ガン性物質が含まれるからだ。森教授は「これらを基礎データに、ＦＢＲＡがヒトのガン予防に有効かどうかを見極めたい」と、意欲的な取り組みを見せている。

東京医科大学の米田嘉重郎教授（故人）は、糖尿病予防の研究に関して気鋭の学者だった。動物モデルの研究で実績を誇る。生前、自己免疫病ともいわれる〈１型糖尿病〉に対するＦＢＲＡの予防作用を実験し、霊芝《れいし》入りを投与したマウス群では、二十週間後に累積の発症率が一一・一％という結果が出た。これは未投与の群の発症率五三・三％と比べて格段に少なく、明らかに予防作用があることを示唆している。

株式会社玄米酵素は、米田論文とＦＢＲＡの成分分析データを基に、アメリカで特許を申請し、高い評価を受けて認められるという快挙を成し遂げた。

糖尿病は生活習慣病の一つで、その増加は世界的に悩みの種。しかし、なぜ血糖値が次第に元に戻らなくなるのか、医学的には結論が出ていない。糖尿病にかかりやすい体質素因を持つといわれる日本人にとって、ＦＢＲＡが糖尿病予防に効果があるとする米田教授の研究成果は一つの光明かもしれない。

米田教授は、ＦＢＲＡがヒトの糖尿病にどのような予防効果があるかを本格的に研究しようとしていた矢先の二〇〇三年一月、病に倒れた。惜しまれてならない。

徳島大学の大西克成教授は、ＦＢＲＡが腸内菌叢《そう》の改善に効果的作用を有し、潰瘍《かいよう》性大腸炎に有効であることを明らかにしている。また、富山医科薬科大学の済木育夫教授は、玄米あるいはＦＢＲＡにはインターフェロン・ガンマーの産生を高め、自然免疫力を増強、調節する作用があることから、ＦＢＲＡの抗腫瘍《しゅよう》効果や抗アレルギー効果を示唆している。

岐阜大学の柴田敏之教授が行った肝炎、肝ガン発症実験（ラットモデル）では、ＦＢＲＡの投与によって発症時期と死亡時期が遅延するという効果が認められた。不妊についての研究は、愛知医科大学加齢医科学研究所の中野昌俊講師（農学博士）によって行われる予定だ。

以上のように、それぞれの研究者が素晴らしい実績を積み重ね、成果を挙げている。その成果は、国内の専門的な学会はもとより海外でも学術専門誌に掲載、発表され、熱い視線を浴びるようになってきた。一年に二度行われるＦＢＲＡ全国研究会での報告と発表、それに関する質疑は活発で白熱する。こうしてＦＢＲＡの有する「機能性」の科学的、医学的な解明への挑戦と研鑽が続けられている。

座長の小林名誉教授は「研究はまだ緒についたばかり。しかし、次第に学問的根拠が明らかになりつつあるのは喜ばしいこと。今後も鋭意研究を続ける」と力を込めている。

研究者の真摯な努力に敬意を表し、その成果に期待をつなぎたい。

あとがき

昨年の春、「自然法則による正しい食生活で、心と体の健康を取り戻すことができる」と、三十年以上も訴え、玄米発酵食品の普及に絶ゆまない努力を続けている岩崎輝明氏と久しぶりにお会いし、少子化・不妊問題について意見を交わした。

岩崎氏は「少子化」を「国家の大きな社会問題」と憂えながら、玄米や玄米発酵食品を中心にした食の改善で、体と心の健康を取り戻し、治療の失敗にも負けずに無事に出産に至ったという事例をこと細かく伝えてくれた。

目からウロコが落ちる思いで聞いていた私は、「これを語り継ぎ、つづっていけば悩める人々の希望の光、希望の応援歌になるのでは」とすぐに思い立った。

岩崎氏と私は同郷、そのよしみもあったのだろう。また私自身、北海道の地元新聞（北海タイムス・平成十年廃刊）に長く在籍し、ジャーナリズムの世界に身を置いていたことで、血が騒いだこともあったのだろう。

事情を察した岩崎氏は、当方の取材の申し出を快く引き受けてくれただけでなく、全国の二十人を超える女性の紹介も約束して下さった。

ところが、いざ取材を始めてみての印象は「これは大変だ」、次は「どうしてこんな難しい問題と取り組んだのか」という反省だった。

結婚して子どもがほしいと思うようになったら、赤ちゃんは生まれるものと考えるのは、当然といえば当然なのだろうが、現実はあまりにも違うのだ。新しい「命」を授かるはずなのに、高水準の治療を受けても子どもをつくることができない。不妊の苦しみ、悩みはまずここから始まることを知った。

不妊の体験者はすべて大きくて重い負担を背負う。プライバシーと深くかかわるので悩みは閉じ込め、周囲の無神経なひと言に深く傷つき、長期間治療を受けてもそれが実を結ぶ保証もないからますます心が凍りつく……。

お医者さんならいざ知らず、まるっきりの門外漢が、ずうずうしく、突拍子もない愚問を繰り返すのでは、事実を積み重ねて真実に迫ろうとしても、気持ちだけが空回りして目的は果たせない。途中で音を上げ、何度もくじけそうになった。

けれどもあるとき、辛い経験を語ってくれた婦人が心を開いて下さったことがきっかけとなり、取材が順調に進んだのはこの上もない喜びだった。

そして時の経過とともに興味深いことに気づいた。それは苦闘を乗り越え赤ちゃんを授かった女性の体験の中に、一つの共通する事実が隠されていたことだ。

それは「食」である。栄養のバランス無視の片寄った欧米食や食品添加物に汚染されたファストフード、異常に甘味の強い飲み物などを食生活の主役にするうちに、一番大切な健康を損なっていたのだ。

自分の足元の健康管理を怠り、「食」をないがしろにした結果、不健康な体になってしまい、妊娠機能の低下を招き、新しい「命」を遠のかせているのだ。

苛酷な言い方かもしれないが、子どもをつくれない条件を自分自身でこしらえているとも言える。生活の便利さ、豊かさと引き換えに、あまりにも高い代償を払っているのではないだろうか。

多くの人々にお会いしながら、出生率低下の最大の原因は、不健康なために子どもをつくれない夫婦が増えているからだと実感するようになった。

これは裏を返せば、健康の基本である食生活を改善し、健康体を取り戻せば、不妊は克服できるということだ。もちろん本人の努力いかんにかかっているのだが。

岩崎氏から紹介された方の中に、栄養学カウンセラーの廣瀬俊子さん（64）がおられた。食の研究をすること三十余年。「玄米正食と心が整って、ひとは健康を得る」との結論に到達されたという。

廣瀬さんは、食生活の改善指導と心理面のカウンセリングで、十五年間に十四人の不妊女性を無事出産に導いておられるが、その実績を誇ることなく、淡々と静かに話してくださった。

中でも人工透析の女性患者と二人三脚で喜びの出産を迎え、医師に「これは奇跡だ」と言わしめたというお話には、感涙を禁じ得えなかった。人生の大事業に二人が心血を注ぐ様が今も目に浮かんでくる。

廣瀬さんをはじめ、不妊と闘った女性や周囲の方々にお会いし、多くを学んだのは大変幸せなことだった。しかも、重大な確信を得ることができた。

たとえ最新の不妊治療のかいもなく、新しい「命」の誕生を一度は断念した人であっても、体をつくり直し、心を立て直せば、立派に赤ちゃんを産めるということ。未精白の玄米や玄米発酵食品、つまり日本の伝統食を基軸（主食）に据えた食生活に改善してもたらされる健康な体と心こそ、不妊問題解決の糸口であるということ――。

この本には不妊に悩み、もがき、苦しんだ末に、奇跡ともいえる妊娠、出産を果たした人々がたくさん登場する。どの方も強い信念と意志で努力を重ねて新しい「命」の幸せをつかみ取った。誠意を尽くしてそれを支え続けた人々も大勢いる。

あらためて思う、「命」は神秘的だと。

その命を過去から未来へつなぎ、紡ぎ出す壮大な人間の営みのドラマを、それぞれの方からうかがった。その際、悲しく重苦しかった当時を想い起こさせたり、不愉快な質問を浴びせたりもした。あまりにも愚かしい質問にお腹立ちの方もいた。心からお許しを請いたく思う。

しかしながら、「私の体験が少しでもお役に立つのなら」「苦しいときにささやかでも希望を持ってほしい」「不妊は増えるはず。私のケースをぜひ教材に」と、みなさんおっしゃって下さった。本当に頭が下がる。心からお礼と感謝を申し上げたい。

最後に、取材や執筆に当たり、労をいとうことなく全面的な協力を惜しまなかった岩崎氏をはじめ、株式会社玄米酵素のスタッフの皆さん、全国の代理店等の方々に厚くお礼を申し上げます。また、本書をまとめあげるまで辛抱強い対応をして下さった地湧社の増田正雄社長と、丸森真一さんにも感謝致します。

二〇〇四年一月

伊藤弘毅

〈著者紹介〉

伊藤 弘毅（いとう　こうき）

1943年、北海道札幌市生まれ。1966年、神奈川大学を卒業後、北海タイムス社入社。社会部記者として事件や札幌冬季オリンピック、北海道政などを担当。1990年、北海タイムス社論説委員長。1996年、同常務取締役編集制作担当。1998年、同専務取締役。この年9月、紙齢52年の「北海タイムス」廃刊。編集委員、論説委員時代を通じ、ふるさと北海道の自主・自立をテーマに据えて執筆。北海道文化論も手がけた。現在は、食文化と健康を主な分野とするジャーナリスト。

玄米発酵食品《げんまいはっこうしょくひん》で赤《あか》ちゃんができた 食《しょく》の改善《かいぜん》で不妊《ふにん》を克服《こくふく》した人《ひと》たち

2004年2月20日　初版発行

著　者　伊　藤　弘　毅　© Kouki Itou 2004

発行者　増　田　正　雄

発行所　株式会社　地《ち》　湧《ゆう》　社

東京都千代田区神田東松下町12-1（〒101-0042）

電話番号・03-3258-1251　郵便振替・00120-5-36341

装　幀　小島トシノブ

印　刷　モリモト印刷

製　本　根本製本

万一乱丁または落丁の場合は、お手数ですが小社までお送りください。
送料小社負担にて、お取り替えいたします。

ISBN4-88503-177-X C2077